T0194614

Am Limit – Wie Sportstars Krisen meistern

SPRINGER NATURE

springernature.com

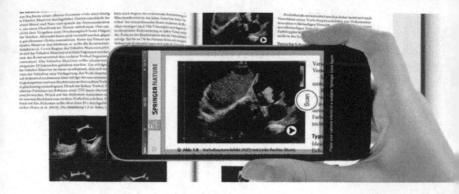

Springer Nature More Media App

Videos und mehr mit einem „Klick" kostenlos aufs Smartphone und Tablet

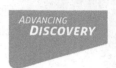

Kostenlos
downloaden

- Dieses Buch enthält zusätzliches Onlinematerial, auf welches Sie mit der Springer Nature More Media App zugreifen können.*
- Achten Sie dafür im Buch auf Abbildungen, die mit dem Play Button ⊙ markiert sind.
- Springer Nature More Media App aus einem der App Stores (Apple oder Google) laden und öffnen.
- Mit dem Smartphone die Abbildungen mit dem Play Button ⊙ scannen und los gehts.

*Bei den über die App angebotenen Zusatzmaterialien handelt es sich um digitales Anschauungsmaterial und sonstige Informationen, die die Inhalte dieses Buches ergänzen. Zum Zeitpunkt der Veröffentlichung des Buches waren sämtliche Zusatzmaterialien über die App abrufbar. Da die Zusatzmaterialien jedoch nicht ausschließlich über verlagseigene Server bereitgestellt werden, sondern zum Teil auch Verweise auf von Dritten bereitgestellte Inhalte aufgenommen wurden, kann nicht ausgeschlossen werden, dass einzelne Zusatzmaterialien zu einem späteren Zeitpunkt nicht mehr oder nicht mehr in der ursprünglichen Form abrufbar sind.

A70791

Johannes Seemüller

Am Limit – Wie Sportstars Krisen meistern

Mit einem Interview mit Valentin Z. Markser

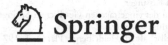 Springer

Johannes Seemüller
Stuttgart, Deutschland

Die Online-Version des Buches enthält digitales Zusatzmaterial, das durch ein Play-Symbol gekennzeichnet ist. Die Dateien können von Lesern des gedruckten Buches mittels der kostenlosen Springer Nature „More Media" App angesehen werden. Die App ist in den relevanten App-Stores erhältlich und ermöglicht es, das entsprechend gekennzeichnete Zusatzmaterial mit einem mobilen Endgerät zu öffnen.

ISBN 978-3-662-62551-4   ISBN 978-3-662-62552-1 (eBook)
https://doi.org/10.1007/978-3-662-62552-1

Die Deutsche Nationalbibliothek verzeichnet diese Publikation in der Deutschen Nationalbibliografie; detaillierte bibliografische Daten sind im Internet über http://dnb.d-nb.de abrufbar.

Springer
© Der/die Herausgeber bzw. der/die Autor(en), exklusiv lizenziert durch Springer-Verlag GmbH, DE, ein Teil von Springer Nature 2021
Das Werk einschließlich aller seiner Teile ist urheberrechtlich geschützt. Jede Verwertung, die nicht ausdrücklich vom Urheberrechtsgesetz zugelassen ist, bedarf der vorherigen Zustimmung der Verlage. Das gilt insbesondere für Vervielfältigungen, Bearbeitungen, Übersetzungen, Mikroverfilmungen und die Einspeicherung und Verarbeitung in elektronischen Systemen.
Die Wiedergabe von allgemein beschreibenden Bezeichnungen, Marken, Unternehmensnamen etc. in diesem Werk bedeutet nicht, dass diese frei durch jedermann benutzt werden dürfen. Die Berechtigung zur Benutzung unterliegt, auch ohne gesonderten Hinweis hierzu, den Regeln des Markenrechts. Die Rechte des jeweiligen Zeicheninhabers sind zu beachten.
Der Verlag, die Autoren und die Herausgeber gehen davon aus, dass die Angaben und Informationen in diesem Werk zum Zeitpunkt der Veröffentlichung vollständig und korrekt sind. Weder der Verlag, noch die Autoren oder die Herausgeber übernehmen, ausdrücklich oder implizit, Gewähr für den Inhalt des Werkes, etwaige Fehler oder Äußerungen. Der Verlag bleibt im Hinblick auf geografische Zuordnungen und Gebietsbezeichnungen in veröffentlichten Karten und Institutionsadressen neutral.

Einbandabbildung: © Kadir Caliskan/dpa/picture alliance

Planung/Lektorat: Ken Kissinger
Springer ist ein Imprint der eingetragenen Gesellschaft Springer-Verlag GmbH, DE und ist ein Teil von Springer Nature.
Die Anschrift der Gesellschaft ist: Heidelberger Platz 3, 14197 Berlin, Germany

Vorwort

„Schwierige Zeiten lassen uns Entschlossenheit und innere Stärke entwickeln." (Dalai Lama)

Schon als Kind wollte ich Sportreporter werden. Statt eines Blumenstraußes schenkte ich meiner Oma eine eigene Reportage zum Geburtstag. Ich verschlang Sportbücher, sammelte Autogrammkarten und schrieb Ergebnisse und Spielberichte sorgfältig auf kariertes Papier. Mich faszinierten die Sportler mit ihren durchtrainierten Körpern und ihrer fast unmenschlichen Willensstärke. Ich liebte die Emotionen, die bei Sieg und Niederlage durch die Decke gingen.

Viele Jahre später konnte ich als Sportjournalist nah dran sein – an den großen Wettkämpfen bei Weltmeisterschaften oder Olympischen Spielen, aber auch an den Athleten selbst. In Interviews fragte ich sie nach Titeln, Techniken und Trainingsmethoden. Ich lernte die Sportler von ihrer Postkartenseite kennen.

Doch peu à peu erhielt mein Bild vom strahlenden, kraftstrotzenden Leistungssport(ler) Risse. Idole wie Sven Hannawald, Sebastian Deisler, Michael Phelps oder Lindsey Vonn sprachen über Druck, Ängste und psychische

Erkrankungen. Fußball-Nationaltorwart Robert Enke nahm sich das Leben. Er litt an Depressionen.

Ich wollte mehr darüber erfahren und mit Spitzensportlern über die Risiken und Nebenwirkungen ihres Berufs sprechen. Wie gehen sie mit den eigenen Ansprüchen, dem Druck und den Erwartungen ihres Umfelds um? Wie werden sie mit Rückschlägen, Unfällen oder mentalen Krisen fertig? Wo holen sie sich Unterstützung oder Hilfe? Was haben sie durch diese schwierigen Phasen für ihr Leben gelernt?

In langen Gesprächen haben meine Interviewpartner diese und viele weitere Fragen beantwortet – reflektiert, offen und ehrlich. Sie haben mir als Fremdem einen Blick in ihre Geschichte und Gefühlswelt erlaubt. Für dieses Vertrauen danke ich ihnen sehr.

Krisen sind Haltestellen in unserem Leben. Sie geben uns Gelegenheit zum Umsteigen, um in eine andere Richtung zu fahren.

Stuttgart, Deutschland   Johannes Seemüller

Inhaltsverzeichnis

Ottmar Hitzfeld   1
„Ich war verzweifelt"

Kristina Vogel   21
„Ich bin sehr hart zu mir"

Frank Stäbler   45
„Ich war schon einige Male fast tot"

Karla Borger   63
„Als Athlet bist du austauschbar"

Gerald Asamoah   83
„Meine Kinder sollen nicht das Gleiche
durchmachen"

Dominik Nerz   103
„Es war entwürdigend"

Elisabeth Seitz   125
„Ich gehe heute gnädiger mit mir um"

Timo Hildebrand   143
„Du denkst, dir gehört die Welt"

Matthias Behr   165
„Warum gerade ich?"

Clara Klug   187
„Ich weiß nicht, wie ich aussehe"

Michael Köllner   203
„Ich muss nicht immer stark sein"

„Mentale Stärke ist nicht der Beweis für seelische
Gesundheit"   225
Ein Interview mit Sportpsychiater
Dr. Valentin Z. Markser

Ottmar Hitzfeld
„Ich war verzweifelt"

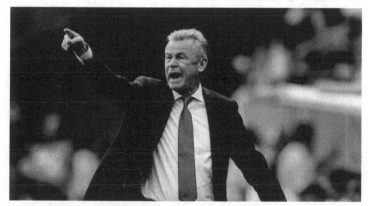

© Michael Sohn/AP Photo/picture alliance

Elektronisches Zusatzmaterial Die elektronische Version dieses Kapitels enthält Zusatzmaterial, das berechtigten Benutzern zur Verfügung steht https://doi.org/10.1007/978-3-662-62552-1_1. Die Videos lassen sich mit Hilfe der SN More Media App abspielen, wenn Sie die gekennzeichneten Abbildungen mit der App scannen.

© Der/die Autor(en), exklusiv lizenziert durch Springer-Verlag GmbH, DE, ein Teil von Springer Nature 2021
J. Seemüller, *Am Limit – Wie Sportstars Krisen meistern*,
https://doi.org/10.1007/978-3-662-62552-1_1

Die Sonne lacht an diesem Samstagnachmittag im Mai 2008. Die Stimmung in der ausverkauften Fußball-Arena in München ist ausgelassen heiter. Der FC Bayern hat sich bereits vor diesem letzten Saisonspiel gegen Hertha BSC seinen 21. Meistertitel gesichert. Vor dem Anpfiff gibt es viele Ehrungen. Spieler und Funktionäre beider Klubs stehen Spalier. Zunächst wird Torwart-Legende Sepp Maier verabschiedet, dann Ex-Nationalkeeper Oliver Kahn.

Während Kahn nervös sein Kaugummi im Mund bearbeitet, steht ein Mann am Spielfeldrand und kämpft mit seinen Gefühlen. Er trägt einen dunkelblauen Anzug, ein hellblaues Hemd und eine gestreifte Krawatte. Ottmar Hitzfeld ist wie immer perfekt gekleidet. Der Meistertrainer weiß, dass er im nächsten Moment im Mittelpunkt stehen wird. Das Kinn des 59-Jährigen beginnt zu zittern, verstohlen wischt er sich mit einem Taschentuch die ersten Tränen aus den Augen. Dabei will er auf keinen Fall weinen.

Gleich ist er dran. Der Stadionsprecher listet noch einmal seine größten Erfolge als Trainer auf: Zwei Mal Champions-League-Sieger mit Dortmund (1997) und dem FC Bayern (2001), Weltpokalsieger, sieben Mal Deutscher Meister, davon allein fünf Mal mit den Münchnern. Damit ist Hitzfeld bis heute der erfolgreichste Vereinstrainer Deutschlands.

Dann fällt sein Name. Ottmar Hitzfeld geht aufs Spielfeld, schüttelt Hände, bekommt vom Vorstandsvorsitzenden Karl-Heinz Rummenigge Blumen überreicht. Hitzfeld versucht, sein Gesicht hinter dem Strauß zu verstecken. Wieder fließen die Tränen. Manager Uli Hoeneß nimmt den weinenden Trainer freundschaftlich in den Arm.

Auch Hoeneß wird von seinen Emotionen übermannt, als Hitzfeld mit seinem Blumenstrauß in die Menge winkt. 69.000 Zuschauer erheben sich von ihren Sitzen und feiern den Mann, der zum letzten Mal auf der Trainerbank des FC Bayern Platz nehmen wird. Ein Gänsehaut-Moment.

Was die Fußballfans nicht ahnen: Es sind keine Tränen der Traurigkeit bei Ottmar Hitzfeld, es sind Tränen der Erleichterung. „Es kam alles wieder hoch. Der ganze Druck, der ganze Stress. Dieser Moment war wie eine Erlösung. Es war vollbracht. Ich konnte endlich loslassen, die Tränen durften fließen" (Abb. 1).

Ottmar Hitzfeld ist mittlerweile 72. Seine erfolgreiche Trainerkarriere hat er nach der Fußball-WM 2014 in Brasilien beendet. Dort hatte er die Schweizer Nationalmannschaft gecoacht. Bis heute ist der Ruheständler als Fußballexperte ein gefragter Gesprächspartner. In der Lobby des Swissôtel Le Plaza in Basel empfängt er regelmäßig Journalisten, die um ein Interview bitten. Mit dem Auto sind es nur 15 Minuten von seinem Wohnort Lörrach hierher.

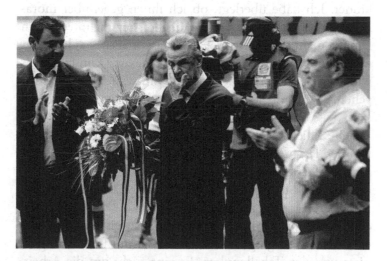

Abb. 1 Beim letzten Spiel als Bayern-Trainer fließen die Tränen. (© Sven Simon/Frank Hoermann/picture alliance)

Hitzfeld trägt eine blaue Jeans und einen grün-blauen Pullover mit V-Ausschnitt. Er wirkt entspannt, während wir einen Cappuccino trinken und uns verbal aufwärmen. Inzwischen ist er Opa und hat drei Enkelkinder. „Wir waren am Wochenende gerade bei meinem Sohn Matthias in München. Es ist herrlich, dass ich die junge Generation aufwachsen sehen kann", freut er sich. „Das ist ein großes Privileg, das ich sehr zu schätzen weiß."

„Lass uns zu Hause bleiben"
Dabei lässt er sich nach der WM 2014 beinahe noch einmal auf einen neuen Job ein. Der chinesische Fußballmeister Guangzhou Evergrande macht ihm ein beinahe unmoralisches Angebot: rund 25 Millionen Euro in 18 Monaten – netto und plus Prämien. Hitzfeld kann in diesem Zeitraum mehr verdienen als in seinen sieben Jahren beim FC Bayern. „Ich bin schon ins Nachdenken gekommen. Es ging ja auch um die Situationen meines Sohnes oder der Enkelkinder. Ich habe überlegt, ob ich ihnen gegenüber moralisch verpflichtet bin, dieses Angebot anzunehmen. Man kann ja nicht einfach so viel Geld ausschlagen. Ich habe das mit meinem Sohn diskutiert. Der hat gesagt: ‚Um Himmels willen. Nein, du bist glücklich. Du musst nicht nach China gehen.' Das fand ich großartig. Auch meine Frau hat gesagt: ‚Lass uns zu Hause bleiben.'"

Sein Pflichtbewusstsein hat ihn beinahe den Job annehmen lassen. Die Absolution durch den Sohn und seine Frau sind eine große Erleichterung. Der stets disziplinierte und verantwortungsvolle Hitzfeld darf loslassen und seinen Ruhestand genießen. „Das Schöne am Rentnerdasein ist, dass ich mich nicht mehr permanent beweisen muss", sagt er. „Im Fußball ging es letztlich immer nur um die Ergebnisse und den Tabellenplatz. Es ging nicht um die Arbeit, die man abgeliefert hat."

Das kennt er, seit er ein kleiner Junge ist. Ottmar Hitzfeld wächst als jüngstes von fünf Geschwistern im südbadischen Lörrach-Stetten, unweit der Schweizer Grenze, auf. Seinen Vornamen hat er in Anlehnung an Ottmar Walter, den WM-Helden von 1954, erhalten. Hitzfelds Vater ist Zahnarzt. Robert Hitzfeld ist ein bodenständiger, ehrgeiziger Mann. Er ist ruhig, gibt nicht viel von sich preis. Über Gefühle wird nicht viel gesprochen. Während sich seine Mutter aus dem Sport heraushält („Sie hat nichts davon verstanden"), ist Hitzfelds Vater ein großer Fußballliebhaber. Er versteht seinen Jüngsten, der als 12-Jähriger in der Jugend des TuS Stetten mit dem Kicken beginnt.

Ottmar Hitzfeld ist schon als Jugendlicher extrem ehrgeizig. Er will jedes Spiel gewinnen. Der innere Antreiber läuft ständig auf Hochtouren. „Wenn ich in der C-Jugend ein Spiel verloren hatte, war ich zwei oder drei Tage todunglücklich. Auch wenn die erste Mannschaft des TuS Stetten in der fünften oder sechsten Liga verloren hatte, war ich am Boden zerstört. Das steckt einfach in mir drin."

Seine Eltern, gläubige Katholiken, erziehen ihre Kinder streng. Haben sie etwas angestellt, gibt es mit dem Stock Schläge auf das Hinterteil. Ottmar hat fürchterliche Angst vor den Konsequenzen, wenn er etwas ausgefressen hat. Sein Vater stachelt immer wieder den Ehrgeiz seines Sohnes an. Wenn Ottmar in einem Spiel ein Tor erzielt, bekommt er von seinem Vater fünf Mark. Als der Junge in einem Spiel mal einen Elfmeter ausführen soll, holt der Vater bereits das Geld aus der Tasche. Aber der Torhüter kann Hitzfelds Schuss parieren. Daraufhin drückt der Vater dem gegnerischen Torwart das Geld in die Hand.

Ottmar Hitzfeld ist als Jugendlicher eher zurückhaltend, fast schon schüchtern. In der Schule hat er Angst, sich zu melden. Er ist alles andere als der Typ Klassensprecher. Das liegt vielleicht an der südbadischen Mentalität. In dieser

Region sagt man anderen nicht gern die Wahrheit ins Gesicht. Man schmeichelt mehr, lässt Gras über Dinge wachsen oder schiebt vieles hinaus.

Trotzdem findet Hitzfeld immer wieder den Mut, sich zu überwinden, wenn er etwas erreichen will. Wie 1971, als er sich entscheidet, bei Helmut Benthaus, dem damaligen Trainer des FC Basel, anzurufen und um ein Probetraining zu bitten. Hitzfeld spielt damals mit 22 beim FV Lörrach in der obersten Amateurliga. Er ist Torschützenkönig. Seinem Vater erzählt Hitzfeld nichts von seinem Plan. „Das hätte er mir verboten. So was macht man nicht. Man kann doch nicht einfach so einen Trainer anrufen." Hitzfeld macht es trotzdem. Es sei die wichtigste Entscheidung seines Lebens gewesen, sagt er später (Abb. 2 – Video).

Die Telefonnummer von Helmut Benthaus steht damals noch im Telefonbuch. „Ich habe mich auf das Gespräch in-

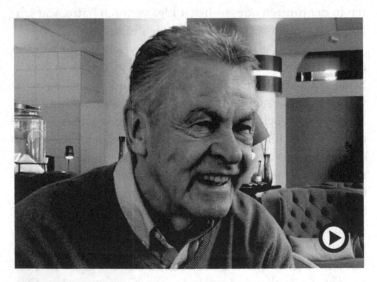

Abb. 2 Ottmar Hitzfeld im Interview
(▶ https://doi.org/10.1007/000-28b)

tensiv vorbereitet und gut überlegt, was ich ihm alles sagen möchte." Als Benthaus gegen Ende des Telefonats sagt, Hitzfeld solle noch einmal anrufen, „da habe ich gedacht, er wimmelt mich ab." Aber Benthaus steht zu seinem Wort und holt den Stürmer nach Basel.

Die Angst vor dem Elfmeter
Diese Fähigkeit, sich überwinden zu können, hilft ihm als Fußballprofi ungemein. Nicht nur in seiner Zeit beim FC Basel, auch bei seinen späteren Stationen beim VfB Stuttgart, FC Lugano und FC Luzern (169 Tore in 296 Spielen). „Ich hatte immer Angst davor, Elfmeter zu schießen. Aber ich habe sie geschossen. Denn die Wahrscheinlichkeit, dass der Ball drin ist, ist hoch, wenn man eiskalt ist. So konnte ich auch die Erwartungshaltung der Leute erfüllen. Ich bin immer an meine Grenze gegangen." Mit 34 beendet Hitzfeld seine Spielerkarriere. Eigentlich will er mit dem Vorbereitungsdienst für die Realschule beginnen. Doch das Staatliche Schulamt verlangt eine Nachprüfung. Sein Studium, das er 1973 mit dem Staatsexamen in Mathematik und Sport für das Lehramt abgeschlossen hat, sei schon zu lange her. Das ist Hitzfeld zu dumm. Aus Ärger über diese bürokratische Verordnung beschließt er, eine professionelle Trainerlaufbahn zu beginnen. Damit ist der Weg geebnet für eine der erfolgreichsten Trainerkarrieren weltweit.

Seine erste Station ist der SC Zug, den Hitzfeld in der zweitklassigen Nationalliga B übernimmt und direkt in die höchste Liga führt. Es folgen Engagements beim FC Aarau (Hitzfeld wird 1985 Schweizer Fußballtrainer des Jahres) und beim Grashopper Club Zürich. Mit Zürich holt der junge Coach 1990 und 1991 den Meistertitel.

Im Sommer 1991 übernimmt Hitzfeld mit Borussia Dortmund erstmals einen deutschen Bundesliga-Klub. Sein Vater, inzwischen 86 Jahre alt, hat ihm von diesem Schritt abgeraten. „Er sagte, ich solle lieber in der Schweiz bleiben. Dort sei es viel ruhiger. In Deutschland sei alles aggressiver." Vielleicht macht sich der Vater auch Sorgen, weil er weiß, dass sein Sohn unter starkem Heimweh leidet, wenn er sein vertrautes Umfeld verlässt. Das ist schon als Kind so bei Ottmar Hitzfeld. In den Sommerferien wird er von seinen Eltern, die inständig gehofft haben, dass ihr Jüngster eines Tages mal Pfarrer werden wird, in ein Caritasheim, eine katholische Einrichtung, gebracht. Für Hitzfeld sind diese Wochen eine große Qual. Das Heimweh bereitet ihm schlimme Seelenschmerzen.

Wochenlang traurig
Auch als er – zunächst ohne Frau Beatrix und Sohn Matthias – seine Trainerstelle in Dortmund antritt, vermisst er seine Lieben, sein gewohntes Umfeld, den alemannischen oder Schweizer Dialekt. „Ich war wochenlang traurig, fast depressiv. Ich hätte damals viel gegeben, um wieder in die Schweiz zurückzugehen. Ich fühlte mich entwurzelt. Ich hatte in Dortmund in den ersten sechs Wochen kein Haus und wohnte im Hotel." Dann lacht er: „Aber ich konnte natürlich nicht öffentlich sagen ‚Ich habe Heimweh'. Dann heißt es, der Trainer ist ein Weichei." Obwohl er innerlich leidet, präsentiert er sich nach außen selbstbewusst, fokussiert und souverän. „Das war aber eine Maske, um meinen Gemütszustand nicht nach außen zu zeigen", gibt er zu.

Sportlich läuft es nach mäßigem Start hervorragend für den Neuling im deutschen Trainer-Business. Beinahe wird er mit seinem Team auf Anhieb Deutscher Meister. Am letzten Spieltag fehlen nur vier Spielminuten zum Titelgewinn. Weil aber der direkte Kontrahent VfB Stuttgart durch ein spätes Tor noch sein Spiel in Leverkusen gewinnt, bleibt dem ehrgeizigen Dortmunder Trainer „nur" Tabellenplatz zwei. „Ich war nah dran, den ersten Titel zu holen.

Der zweite Platz ist zwar nicht schlecht, aber ist kein Titel. Ich habe im ersten Moment gedacht, ich werde nie mehr Deutscher Meister", erzählt Hitzfeld.

Wie groß die Enttäuschung Hitzfelds über den verpassten Titel war, verdeutlicht sich an diesem 16. Mai 1992 auf der Rückfahrt vom eigenen Spiel in Duisburg. Der damalige Präsident von Borussia Dortmund, Dr. Gerd Niebaum, sagt während der Autofahrt zu seinem Trainer: „Wer weiß, Herr Hitzfeld, für was das gut ist?" Hitzfeld traut seinen Ohren nicht. „Ich habe gedacht ‚Was erzählst du denn da!? Das kann gar nicht gut sein, wenn man den Titel verspielt.' Das war eine der größten Enttäuschungen, die ich erlebt habe."

Schon damals, mit 43, weiß Hitzfeld, wie die Fußballbranche funktioniert und wie er als Trainer von den Fans und von der Öffentlichkeit wahrgenommen wird. „In Erinnerung bleiben immer nur die Titel, die man geholt hat. Als Trainer musst du jeden Tag hellwach sein. Du musst immer wieder die Mannschaft pushen. Gerade nach Niederlagen musst du der Erste sein, der den Kopf in den Wind streckt und voranmarschiert. Das kostet viel Kraft. Die Spieler werden vom Trainer aufgerichtet und motiviert. Aber wer motiviert eigentlich den Trainer? Man muss ein sehr hohes Pflichtbewusstsein und Disziplin haben und an sich glauben."

Spitzname „General"
Ottmar Hitzfeld ist der Prototyp des pflichtbewussten, disziplinierten Trainers. Ein Meister der Selbstbeherrschung. Seine Gefühle behält er stets für sich, nach außen wirkt er immer kontrolliert, souverän und ruhig. Vor jedem Spiel hat er alle Eventualitäten durchdacht. Für jede mögliche Situation hat er einen Plan im Kopf. Seine Spieler behandelt er mit höchstem Respekt und voller Wertschätzung. Bis

heute findet sich kaum ein Fußballprofi, der unter Hitzfeld trainiert hat und ihm mangelnde Fairness attestieren würde.

Kein Wunder, dass Hitzfeld durch seine Art des Auftretens und der Menschenführung den Spitznamen „General" erhält. In der Tat war sein Onkel Otto Hitzfeld, Jahrgang 1898, ein General der Infanterie. Ottmar Hitzfeld sagt, sein Onkel sei klar und gerecht gewesen. Er sei zwar sein Vorbild gewesen, als „General" habe er sich selbst aber nie gesehen. „Ich wollte meine Mannschaften immer so führen, wie ich selbst gern geführt worden wäre. Das heißt, dass ich offen und ehrlich bin. Deshalb war es mir wichtig, nicht nur mit den Leistungsträgern, sondern auch mit den Ersatzspielern zu sprechen. Wie sage ich jemandem, dass er nicht spielt? Da ist jedes Wort wichtig. So konnte ich Vertrauen schaffen und hatte auch die Mannschaft hinter mir (Abb. 3)."

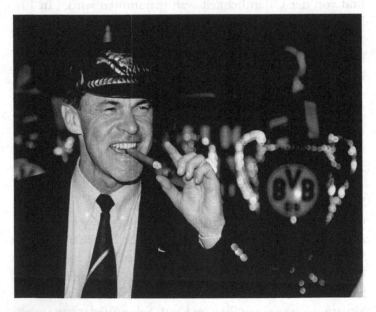

Abb. 3 Spitzname „General": Hitzfeld feiert 1997 mit Borussia Dortmund den Gewinn der Champions League. (© Achim Scheidemann/dpa/picture alliance)

Ottmar Hitzfeld hat als Trainer immer das große Ganze, aber auch kleinste Details im Blick. Seine Mannschaften sind für ihn weit mehr als eine Ansammlung von hoch dotierten Leistungssportlern, die den maximalen Erfolg wollen. Er sieht in seinen Spielern nicht nur außergewöhnlich talentierte Profis, die zu funktionieren haben. Hitzfeld erkennt auch den Menschen in dem sogenannten Star. Aber dieses Einfühlen in die Stimmung im Team und in die persönlichen Befindlichkeiten einzelner Akteure strengt an. „Als Trainer hast du permanent Konflikte. Man hat eine Spannungssituation in der Mannschaft. Wenn man gewinnt, gewinnen 11, 12 oder 14 Spieler. Aber die anderen 8, 9 oder 10 Spieler, die auf der Ersatzbank oder auf der Tribüne sitzen, sind nicht dabei. Genauso schwer, wie es für einen Arzt ist, einem Patienten die Diagnose mitzuteilen, so schwer war es für mich, einem Spieler zu sagen ‚Du spielst nicht.‘ Ich habe mir immer Mühe gegeben, es dem Spieler zu erklären, warum er nicht spielt. Das hat sehr viel Kraft gekostet. Aber es war mein Weg.“

Ein erfolgreicher Weg. Er erreicht 1993 mit Borussia Dortmund das UEFA-Pokal-Finale, 1995 und 1996 gewinnt er mit Spielern wie Matthias Sammer, Karl-Heinz Riedle, Andreas Möller oder Jürgen Kohler den deutschen Meistertitel. Als Krönung holt sich Hitzfeld 1997 mit seinem Team den Champions-League-Titel. Er hat ein Angebot vom spanischen Weltklub Real Madrid vorliegen.

Aber Hitzfeld spürt erstmals, dass ihm die Kraft für diese neue Aufgabe fehlt. Er ist nahe an einem Burnout.

In dieser Zeit muss er feststellen, dass man als Trainer Einzelkämpfer ist. Es gibt in der Bundesliga nur 18 Cheftrainer-Stellen. Der Konkurrenzkampf ist groß. Solidarität unter Trainern? Fehlanzeige. „Natürlich gibt es Trainertagungen, aber dort finden keine intensiven Gespräche statt“, sagt er. Lediglich mit seinem Trainerkollegen Jörg

Berger habe er ein gutes Verhältnis gehabt. „Wir haben uns einige Male getroffen. Aber ansonsten gibt es keine Freundschaften. Der Trainer muss alles mit sich selbst ausmachen. Wenn man sich irgendwo Hilfe holt, weiß man nicht, ob irgendetwas an die Öffentlichkeit gelangt." Dann entstehe daraus schnell die Schlussfolgerung, der Trainer sei hilflos.

Hitzfeld ist im Sommer 1997 körperlich und mental angeschlagen. Er erklärt seinen Rücktritt als Trainer, zieht sich aus der ersten Reihe zurück und wird für eine Saison Sportdirektor bei den Westfalen. Doch er merkt schnell, dass ihm die tägliche Arbeit mit einer Mannschaft fehlt. Der FC Bayern lockt ihn nach München. Hitzfeld übernimmt den deutschen Rekordmeister im Sommer 1998. Eine überaus erfolgreiche Ära beginnt. Mit den Bayern holt er sich in sechs Spielzeiten vier Mal den Meistertitel (1999, 2000, 2001 und 2003), gewinnt den Weltpokal (2001) und holt 2001 den lang ersehnten Titel in der Champions League.

Das System rebelliert

Die intensive Arbeit bei dem erfolgsverwöhnten Verein, die hohe Erwartungshaltung seines Umfelds und die permanente mediale Begleitung kosten ihn viel Energie. Obwohl Hitzfelds Vertrag noch bis 2005 läuft, einigt er sich mit den Bayern auf eine Vertragsauflösung zum Sommer 2004. Hitzfeld ist mit seinen Kräften am Ende.

Sein gesamtes System rebelliert und spielt verrückt. Der Meistertrainer bekommt Angstattacken. „Im Auto hatte ich plötzlich Platzangst. Das ist ja unnatürlich. Ich kurbelte das Fenster runter, aber fühlte mich trotzdem eingeengt", berichtet er. Sein Blick wird ernst. Als Trainer hat er schon immer schlecht geschlafen, weil er permanent an seine Arbeit denkt. Nun werden die Schlafstörungen schlimmer. „Ich habe viel gegrübelt, hatte Rückenschmerzen und wusste nicht, wie ich liegen sollte." Die permanente innere

Unruhe belastet ihn. „Ich war unglücklich. Ich konnte mich nicht mehr freuen. Das war das Schlimmste." Er ist nicht mehr in der Lage, mit seiner Frau zum Abendessen zu gehen, gemütlich ein Glas Wein zu trinken und den Moment zu genießen. „Ich war depressiv in dieser Zeit."

Hitzfeld wird wortkarg, er spricht nur noch selten. Für seine Frau Beatrix ist das eine große Belastung. Sie sieht, wie ihr Mann leidet, kann ihm aber nicht helfen. „Ich hatte eine Grenze überschritten, was meine Kräfte anging." Hitzfeld holt sich Hilfe bei einem Psychiater. Er trifft sich mit Professor Florian Holsboer, dem Direktor des Max-Planck-Instituts für Psychiatrie in München. Holsboer behandelt später auch Fußball-Nationalspieler Sebastian Deisler wegen Depressionen.

„Zwei, drei Gespräche mit ihm genügten mir schon", erinnert sich Hitzfeld. „Ich wollte da selbst wieder rauskommen. Wenn man Anleitungen bekommt, wie man das lösen kann, dann kann man es auch selbst schaffen. Ich konnte das umsetzen, weil ich es schon mein Leben lang gemacht habe. Das hatte ich als Student gelernt." Während seines Sportstudiums hat Hitzfeld eine Arbeit über mentales Training geschrieben, schon als Fußballprofi hat er autogenes Training gemacht. „Ich habe verschiedene Bewegungsabläufe im Gehirn automatisiert. Ich habe immer viel an mir gearbeitet."

Trotz all seiner eigenen Bemühungen signalisieren ihm Körper und Kopf, dass er dringend eine längere Auszeit braucht. Aber dann kommt das spannende Angebot, Bundestrainer zu werden. Der deutsche Fußball ist zu diesem Zeitpunkt auf einem Tiefpunkt angekommen. Die DFB-Mannschaft ist unter Trainer Rudi Völler bei der Europameisterschaft 2004 in Portugal in der Vorrunde kläglich gescheitert. DFB-Präsident Gerhard Mayer-Vorfelder will einen Neustart. In seinen Augen ist Ottmar

Hitzfeld genau der richtige Mann dafür. Aber der befindet sich in einem desolaten Zustand, was der Öffentlichkeit verschwiegen wird.

Trotzdem kommt es zu einem Geheimtreffen zwischen Mayer-Vorfelder und Hitzfeld in Spanien, in der Nähe von Sevilla. Obwohl Hitzfeld in dem Gespräch andeutet, dass ihm die Kraft für diese neue Aufgabe fehle, drängt Mayer-Vorfelder ihn, den Posten zu übernehmen.

„Ich war ausgelaugt"
Für den stets pflichtbewussten Hitzfeld, der immer bereit ist zu helfen, wenn Not am Mann ist, eine unerträgliche Situation. „Das waren die schlimmsten Tage meiner Job-findung. Mache ich es, oder mache ich es nicht? Auf der einen Seite kannst du Bundestrainer werden und mit Deutschland Titel holen. Auf der anderen Seite war ich aus-gelaugt. Sechs Jahre bei den Bayern ist wie 20 Jahre einen anderen Klub zu trainieren. Aber wenn ich keine Kraft habe, wie sollte ich dann Bundestrainer sein?" (Abb. 4)

Hitzfeld grübelt drei Tage, überlegt hin und her. Inner-lich zerreißt es ihn fast. Mittlerweile hat er sich in sein Haus im schweizerischen Engelberg zurückgezogen. Die Medien werden unruhig. Kamerateams der TV-Anstalten streifen um sein Haus herum und wollen endlich eine klare Aussage vom möglichen neuen Bundestrainer. Zusätzlich wird Hitz-feld von Franz Beckenbauer unter Druck gesetzt. Der „Kai-ser" ist damals nicht nur Vereinsboss des FC Bayern Mün-chen, sondern auch Präsident des Organisationskomitees der Fußball-WM 2006 in Deutschland. „Ottmar, mach es!", wird Beckenbauer in den Zeitungen zitiert. Die Schlinge zieht sich immer enger um Hitzfelds Hals.

Doch der sagt dem DFB ab. Hitzfelds Zustand ist zu labil, er ist nicht bereit für diesen reizvollen, aber anspruchs-vollen Job. „Wenn man nicht fit ist für eine Aufgabe, soll

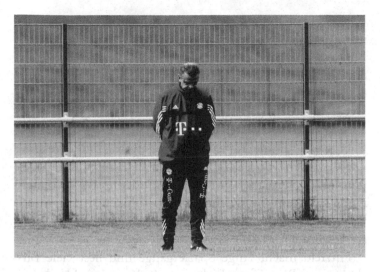

Abb. 4 Müde, ausgebrannt, unglücklich: Der permanente Druck macht Ottmar Hitzfeld krank. (© Jan Pitman/AP Photo/picture alliance)

man es nicht machen. Wahrscheinlich hätte ich auch keinen Erfolg gehabt. Wenn man Trainer ist, muss man voranmarschieren. Aber wenn man selbst angeschlagen ist, dann macht es keinen Sinn. Ich habe es nicht bereut. Es war die richtige Entscheidung."

DFB-Präsident Mayer-Vorfelder ist mehr als enttäuscht. Hitzfeld war sein Mann. „Er war beleidigt, weil ich ihn angeblich im Stich gelassen hatte. Aber ich habe ihn nicht im Stich gelassen, sonst hätte ich mich im Stich gelassen. Es ging um meinen seelischen Zustand." In den Medien bezieht Hitzfeld kräftig Prügel für seine Entscheidung. „Die Öffentlichkeit hat es nicht verstanden, aber ich habe meine Erkrankung bewusst geheim gehalten." Die Zeit ist damals noch nicht reif, um öffentlich über ein Burnout zu sprechen.

Hitzfeld bleibt in Engelberg, wo die Familie einen Zweit-
wohnsitz hat. Nachdem Jürgen Klinsmann den Job als
Bundestrainer übernimmt, wird es ruhiger um ihn. Trotz
der getroffenen Entscheidung empfindet er eine bleierne
Schwere. „Ich lag oft im Bett und hätte am liebsten die
Decke über den Kopf gezogen. Ich dachte, ich kann nicht
aufstehen. So verzweifelt war ich."

Hitzfeld nimmt Tabletten, sogenannte Antidepressiva.
Diese werden vornehmlich bei der Behandlung von Depressionen verschrieben. Viele Antidepressiva entfalten
meist nach einigen Wochen eine beruhigende und angst-
lösende Wirkung. „Durch die Medikamente bin ich ruhiger geworden", erzählt Hitzfeld.

Hitzfeld macht lange Spaziergänge und liest viele Bü-
cher, meist Biografien. Er hat wenig Kontakte, hält keine
Vorträge, besucht keine Veranstaltungen. „Ich habe mich
total zurückgezogen." Den Fußball betrachtet er nur noch
aus der Ferne. Dennoch braucht er lange, um sich innerlich
zu distanzieren. „Samstags um halb vier hatte ich immer
noch einen Druck auf der Brust, weil ich dachte, gleich
gehen die Bundesliga-Spiele los." Die Jobangebote, die ihm
in dieser Zeit ins Haus flattern, lehnt er sofort ab. Gut zwei
Jahre braucht Hitzfeld, um sich von seiner Burnout-Er-
krankung zu erholen.

Dann kommt der 30. Januar 2007. Der FC Bayern hat
gegen Aufsteiger VfL Bochum nur 0:0 gespielt. Trainer
Felix Magath steht vor der Beurlaubung. Hitzfeld sagt
daraufhin zu seiner Frau: „Wir gehen wieder zu den Bayern!" Worauf Beatrix Hitzfeld entgegnet: „Was?! Du spinnst
ja!" Hitzfeld antwortet lachend: „Nee, war nur ein Witz."

Zurück im Leben

Aber es ist kein Witz. Denn tags drauf klingelt sein Telefon.
Bayern-Manager Uli Hoeneß, längst ein guter Freund Hitz-

felds, ist in der Leitung und fragt: „Ottmar, würdest du uns helfen?". Da hört sich Hitzfeld sagen: „Okay, ich mach's. Aber nur bis zum Saisonende." Gut vier Monate sind das. „Das war ein überschaubarer Zeitpunkt und für mich eine Brücke", erinnert er sich. Noch kann er seine inzwischen wiedererwachten Kräfte nicht richtig einschätzen. „Ich wollte nicht gleich für zweieinhalb Jahre unterschreiben, sondern nur diese vier Monate. Das war ein guter Test für mich."

Ottmar Hitzfeld ist wieder da – nach einer Auszeit von zweieinhalb Jahren. Mit der ihm eigenen Akribie geht er an seine neue Aufgabe heran. Zwei Wochen später werfen die Bayern in der Champions League Real Madrid aus dem Wettbewerb. „Da spürte ich wieder die Euphorie." In der Phase vor seinem Burnout hatte er nach Siegen kein Adrenalin mehr gespürt. Das ist nun völlig anders. „Wir hatten Real Madrid geschlagen, und ich war high. Ich spürte wieder Glückshormone. Ich war zurück im Leben."

Die Bayern beenden die Saison auf Tabellenplatz vier. Dennoch verlängert Hitzfeld seinen Vertrag bis 2008. Die Spielzeit 2007/2008 verläuft ganz nach dem Geschmack des Rekordmeisters. Vom ersten bis zum letzten Spieltag grüßen die Bayern von der Tabellenspitze. Hitzfeld gewinnt mit seinem Team nicht nur den Meistertitel, sondern holt auch den DFB-Pokal. Eine grandiose Saison.

Trotzdem spürt der Coach, dass der Bundesliga-Alltag mit seinen Begleiterscheinungen ihn wieder unter Druck setzt. Das will Hitzfeld nicht mehr. Als die Medien im Herbst 2007 bereits über eine weitere Vertragsverlängerung spekulieren, setzt er diesen Gedankenspielen im November ein Ende. Ihm ist klar: „Ich höre auf." Als dann das Angebot kommt, im Sommer 2008 Nationaltrainer der Schweiz zu werden, ist die Karriere Hitzfelds als Vereinstrainer beendet.

Sechs Jahre betreut er die Schweiz, schafft mit der „Nati"
die Teilnahme an den Weltmeisterschaften 2010 in Süd-
afrika und 2014 in Brasilien. Dann hängt Hitzfeld seinen
Trainerjob mit 65 Jahren an den Nagel. „Es war immer
mein Ziel, mit 65 in Rente zu gehen. Das war eine der besten Entscheidungen, die ich getroffen habe."

Gegen Ende unseres Gesprächs möchte ich von ihm wissen, wie er heute – nach seiner eigenen Burnout-Erfahrung –
als Trainer damit umgehen würde, wenn ein Spieler seiner
Mannschaft an dieser Erkrankung leiden würde. „Ich
würde sagen: ‚Wir haben einen Spieler, der mental angeschlagen ist. Wir wissen nicht, ob er noch dem Druck
standhält.'" Er würde mit dem Spieler sprechen, ob es für
ihn nicht besser wäre, den Verein zu wechseln. Vielleicht
eine Klasse tiefer spielen, wo die Erwartungen nicht so
hoch sind.

„Ich kenne ja die Situation. Man ist in dieser Phase nicht
leistungsfähig, und es ist ein langer Prozess. Wenn man im
Leistungssport tätig ist, braucht es Zeit. Ich habe ja auch
gut zwei Jahre gebraucht." Hitzfeld kennt die Mechanis-
men der Branche nur zu gut. „Ob man in der eigenen
Mannschaft einem erkrankten Spieler weiter einen Vertrag
gibt, das würde ich gut überlegen."

Er selbst ist froh, dass er bei bester Gesundheit seinen
Lebensabend genießen kann. Ottmar Hitzfeld hat sein
Leben gehörig entschleunigt. Er liebt es, morgens Brötchen
zu holen und sich mit Zeitungen zu versorgen. Frau Beatrix
ist fest an seiner Seite – so, wie sie ihm während seiner gesamten Trainerkarriere den Rücken freigehalten hat. „Ich
möchte ihr etwas davon zurückgeben, was sie für mich getan hat", sagt er dankbar. „Ohne sie hätte ich nicht den
Erfolg gehabt."

Dann fügt er noch hinzu: „Am Ende sind es die einfachen Dinge, die im Leben zählen. In der Einfachheit liegt das Geheimnis."

Steckbrief Ottmar Hitzfeld

Geboren: 12. Januar 1949 in Lörrach
Profistationen: FC Basel, VfB Stuttgart, FC Lugano, FC Luzern (169 Tore in 296 Spielen)
Trainerstationen: SC Zug, FC Aarau, Grashopper Club Zürich, Borussia Dortmund, Bayern München, Nationalmannschaft Schweiz
Erfolge: Weltpokalsieger 2001 (Bayern München), Champions-League-Sieger 1997 (Borussia Dortmund) und 2001 (Bayern München), Deutscher Meister 1995, 1996 (Borussia Dortmund), 1999, 2000, 2001, 2003, 2008 (Bayern München), DFB-Pokalsieger 2000, 2003, 2008 (Bayern München).
Schweizer Meister 1990, 1991 (GC Zürich)
Schweizer Pokalsieger 1989, 1990 (GC Zürich)
Schweizer Pokalsieger 1985 (FC Aarau)
Welttrainer 1997, 2001
UEFA Trainer des Jahres 2001

Kristina Vogel

„Ich bin sehr hart zu mir"

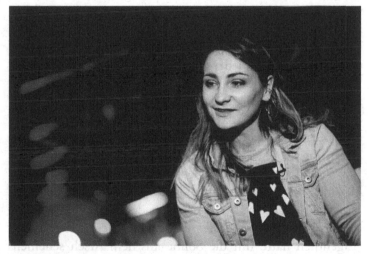

© Sebastian Gollnow/dpa/picture alliance

Elektronisches Zusatzmaterial Die elektronische Version dieses Kapitels enthält Zusatzmaterial, das berechtigten Benutzern zur Verfügung steht https:// doi.org/10.1007/978-3-662-62552-1_2. Die Videos lassen sich mit Hilfe der SN More Media App abspielen, wenn Sie die gekennzeichneten Abbildungen mit der App scannen.

© Der/die Autor(en), exklusiv lizenziert durch Springer-Verlag GmbH, DE, ein Teil von Springer Nature 2021
J. Seemüller, *Am Limit – Wie Sportstars Krisen meistern*, https://doi.org/10.1007/978-3-662-62552-1_2

Dieser Druck. Dieser verdammte innere Druck. Auch jetzt, kurz vor Beginn der Bahnrad-Weltmeisterschaften Ende Februar 2018 im niederländischen Apeldoorn, läuft Kristina Vogels innerer Antreiber auf Hochtouren. Dabei muss sie eigentlich keinem mehr etwas beweisen. Sie ist eine der erfolgreichsten Bahnradfahrerinnen der Welt. Bis zu diesem Zeitpunkt hat sie schon zwei Mal Olympisches Gold geholt und 11 WM-Titel. Doch Vogel ist eine Getriebene. „Ich war als Zimmerpartnerin echt ekelhaft, weil ich mir selber so viel Druck gemacht habe", sagt sie.

Auch bei diesen Weltmeisterschaften erwarten sie Titel von ihr. Der Verband, die Sponsoren, die Medien – und sie selbst auch. Ihre Siege und Medaillengewinne sind im Laufe der Jahre immer selbstverständlicher geworden. „Überall war ich die Goldkandidatin. Ich hatte immer das Gefühl, ich hätte etwas zu verlieren." Sie hat es an der Reaktion des Teams gesehen: Bei ihren ersten Erfolgen wurde sie noch euphorisch gefeiert, jeder gratulierte. Wenn es mal „nur" zu Silber oder Bronze reichte, hieß es plötzlich „Mmmhh". „Irgendwann wurde mir gar nicht mehr gratuliert, weil eigentlich klar war, dass ich sowieso gewinne. Dabei ist jeder Zentimeter auf der Radrennbahn hart erarbeitet. An jedem Tag."

In Apeldoorn holt sich Vogel trotz des immensen Drucks in den Disziplinen Sprint und Teamsprint ihre WM-Titel zehn und elf. Damit ist sie neben der Australierin Anna Meares die erfolgreichste Bahnradsportlerin der Welt. „Eigentlich hätte mir die Sonne aus dem Arsch scheinen müssen", sagt sie in ihrer direkten Art, „aber ich war mental ein Wrack." Mit letzter Kraft fährt sie nach den Titelkämpfen direkt nach Köln und bewältigt einen TV-Auftritt. „Danach war ich durch. Ich habe zwei Wochen fast nur geschlafen. Genießen war nicht." Zu ihrem Lebensgefährten sagt sie: „Das war das letzte Mal, dass ich das Regenbogentrikot der Weltmeisterin gewonnen habe." Das hatte sie in den Jahren zuvor schon oft gesagt und dann doch wieder gesiegt. Dieses Mal soll sie Recht behalten (Abb. 1).

Nur wenige Monate später passiert es. An diesem sonnigen Dienstag im Juni 2018 ist Vogel im Radsportstadion in Cottbus. Mit ihrer Nationalmannschaftskollegin Pauline Grabosch will die 27-Jährige Teamsprints trainieren, ehe sie am Abend in einer Bar noch einen Cocktail trinken wollen. Ihr Sprintkollege Maximilian Levy, der mit seinem Partner Max Dörnbach auch auf der Bahn ist, hat Geburtstag. Mit einer Rundenlänge von 330 Metern gehört das Stadion zu den größeren seiner Art. In dem Oval herrscht an diesem Tag mächtig Betrieb. Athleten aus vier Nationen trainieren gleichzeitig, aber alles scheint geräuschlos zu laufen.

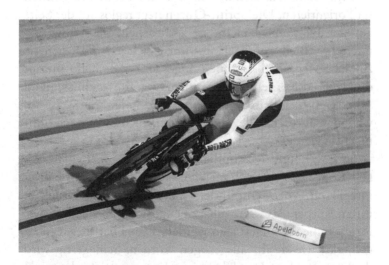

Abb. 1   Kristina Vogel gewinnt 2018 in Apeldoorn ihre WM-Titel zehn und elf. (© augenklick/Roth/picture alliance)

Crash mit Tempo 60

Die Sprinter starten in Zweiergruppen. Kristina Vogel und Pauline Grabosch sind mit hohem Tempo unterwegs. Grabosch zieht auf der Gegengerade den Spurt an und schert wie verabredet nach rechts aus, um Vogel auf der Innenseite Platz zu machen. Die Weltmeisterin und Olympiasiegerin tritt an. Kopf und Oberkörper sind in aerodynamischer Haltung tief über den Lenker gebeugt. Mit 60 Stundenkilometern rauscht sie über die Betonbahn. Plötzlich kracht es. Vogel ist direkt in einen 17-jährigen niederländischen Nachwuchsfahrer gerast, der auf der Bahn gerade einen stehenden Antritt testen will. „So wie mein Rad aussieht, muss ich Reifen auf Reifen draufgeknallt sein. Dadurch bin ich nach oben geflogen, und sein Sattel muss genau meine Wirbelsäule getroffen haben." Die ganze Energie geht auf ihren Körper über.

Vogel kommt zu sich und denkt: Scheiße. Erst mal atmen und orientieren. Die Sprint-Queen liegt reglos auf der Seite auf der Bahn. Der Helm ist zerbrochen, die Lunge gequetscht. „Bleib ruhig, da kommt gleich jemand", sagt sie zu sich. Menschen kommen angerannt. Adrenalin pumpt durch ihren Körper. Sie beginnt, Dinge zu regeln. Jemand solle ihren Geldbeutel aus dem Spind holen. Sie weist an, wen man anrufen solle. „Ich wusste ja nicht, wann ich ohnmächtig werde."

Sprinterfreund Maximilian Levy ist bei ihr. Er hält Vogels Kopf in seiner rechten Hand. Mit der anderen hält er ihre Hand. Vogel empfindet einen ungeheuren Druck in ihrem Körper. Als wenn alles zu eng ist. Dann sieht sie, wie ihre Schuhe davongetragen werden. Dabei hat sie gar nicht gemerkt, wie sie ihr ausgezogen wurden. Schlagartig wird ihr bewusst, dass sie gelähmt ist. „Da wusste ich, das war's. Laufen ist nicht mehr."

Laufen lernt Kristina Vogel, kurz nachdem sie als knapp Einjährige mit Mutter und Großmutter aus dem kirgisischen Leninskoje nach Deutschland auswandert. Zunächst kommen sie im Aufnahmelager Kindelbrück in Thüringen unter, ehe sie in Sömmerda ein neues Zuhause finden. Dort lernt Vogels Mutter auch ihren jetzigen Partner kennen. Die kleine Kristina denkt viele Jahre, dieser Mann sei ihr leiblicher Vater. Ist er aber nicht. Erst mit 14 kommt sie hinter dieses Familiengeheimnis. Als sie eines Tages ins Schlafzimmer der Mutter kommt, versteckt diese schnell Unterlagen in einem Schrank und macht die Tür zu. Das neugierige Mädchen forscht weiter und entdeckt einen Ordner. „Plötzlich sah ich Hochzeitsbilder meiner Eltern. Dabei dachte ich immer, meine Eltern seien nicht verheiratet gewesen. Das war komisch für mich."

Das Familiengeheimnis
Die Jugendliche realisiert, dass ihre bisherige Lebensgeschichte nicht stimmt. Der Partner ihrer Mutter, der mit ihr und den mittlerweile drei jüngeren Schwestern unter einem Dach lebt, ist gar nicht ihr Papa. Ihren leiblichen Vater hat sie bisher nie gesehen. Nur einmal gibt es telefonischen Kontakt zu ihrem Erzeuger, der „irgendwo im Schwarzwald" lebt. Als sie mit 16 ihren ersten Reisepass für die Teilnahme an der Junioren-WM in Mexiko benötigt, müssen beide Elternteile unterschreiben. Erstmals hört sie am Telefon die Stimme ihres leiblichen Vaters. „Er sagte noch nicht mal Hallo oder nahm irgendwie Anteil an meinem Leben. Das war der Moment, in dem ich feststellte: Ich habe ihn 16 Jahre lang nicht gebraucht; ich brauche ihn heute auch nicht." Seine einzige Sorge ist, ob ihm durch das Ausstellen des Reisepasses Kosten entstehen. „Da dachte ich nur, du kannst mich mal."

Vogel verspürt bis heute keinen Drang, ihn näher kennen-zulernen. „Er ist kein Vater, wie ein leiblicher Vater sein sollte. Meine Mutter überlässt es mir, Kontakt zu ihm auf-zunehmen. Vielleicht will ich irgendwann mal seine Ge-schichte hören, aber momentan brauche ich das nicht." Sie habe durch ihren Stiefvater eine Papafigur. „Ich brauche keine zweite."

Vogel merkt, wie sehr sie diese verdrehte Geschichte be-schäftigt. „Es brodelte unter der Oberfläche", erzählt sie. Einmal bricht sich ihre Wut und Enttäuschung Bahn. Im Streit sagt sie zu ihrem Stiefvater: „Du bist eh nicht mein Vater." Daraufhin setzen sie sich zusammen, ihre Eltern machen reinen Tisch und erzählen die wahre Geschichte. „Beide hatten damals den Zeitpunkt verpasst, offen mit mir darüber zu reden." Vogels Ärger verfliegt, als sie merkt, dass ihre Mutter und ihr Partner große Angst haben, dass ihre Tochter sie nicht mehr akzeptiert. Sie macht ihren Frieden. „Er ist für mich nach wie vor mein Vater."

Ihre Eltern arbeiten viel und hart. Der Vater hat einen Gebrauchtwagenhandel, die Mutter ist dort als Sekretärin angestellt. Die vier Mädchen sind nach der Schule allein zu Hause. Kristina muss als Älteste auf die jüngeren Schwestern aufpassen. Sie lernt früh, was es bedeutet, Ver-antwortung zu übernehmen. „Ich habe von der Pike auf immer mithelfen müssen. Ich weiß, wie man Salat macht, wie man eine Gartenlaube baut oder wie man näht." Da die Mama erst um 18 Uhr nach Hause kommt, haben die Kin-der aber auch viel Zeit für sich und genießen ihren Frei-raum. „Wenn die Kleinen allerdings Blödsinn gemacht haben, war ich die Schuldige", erinnert sie sich schmunzelnd.

„Krieg deinen Arsch hoch"
Kristinas Mutter Elena legt großen Wert auf Disziplin. „Eine harte russische Hand. Wie man es sich vorstellt",

lacht Vogel. Sie lernt: „Wenn du was willst, krieg deinen
Arsch hoch und tu was dafür! Ehrgeiz, Disziplin, Strenge –
das habe ich von Mama mitbekommen."

Als 10-Jährige entdeckt das Mädchen ein Plakat mit dem
Bild von E.T. Darauf steht: „Nach Hause radeln." Das gefällt ihr. Also meldet sie sich für ein Probetraining des Rad-
sportvereins an. Aus dem ersten Date wird eine große Liebe.
Kristina ist fasziniert von der „Vollgas-Geschwindigkeit"
und vom Druck in den Kurven. Ihre Augen leuchten, wenn
sie über ihren Sport spricht. „Wenn man mit G-Kräften
durch die Kurve geschmissen wird, ist das wie Karussellfahren. Beim Sprint kommt dieses Katz-und-Maus-Spiel
dazu. Es ist also wie Schachspielen beim Karussellfahren."

Sie liebt das Kräftemessen. Wer ist die Chefin auf der
Bahn? „50 Prozent entscheidet der Kopf, 50 Prozent entscheiden die Beine. Was helfen dir die schnellsten Beine,
wenn du es nicht mental auf die Bahn kriegst? Umgekehrt
bringt es nichts, wenn du im Kopf bärenstark bist, aber
deine Beine wollen nicht. Bis ins Halbfinale kommen sie
alle, wenn sie schnell sind. Aber dann kommt es darauf an,
wie stark du im Kopf bist."

Mit 15 zieht Kristina Vogel aus der elterlichen Wohnung
in Sömmerda aus. Sie wechselt auf die Eliteschule nach Erfurt. Dort kann sie intensiver trainieren und wird noch
selbstständiger. Sie findet das cool, ihre Mutter tut sich allerdings schwer damit, ihr Kind gehen zu lassen. Als sie sich
auf dem Parkplatz verabschieden, laufen der Mutter Tränen
über die Wangen. „Mir war das damals peinlich. Im Nachhinein denke ich, ich hätte sie länger umarmen können."

Vogel entpuppt sich schnell als eines der größten Talente
im deutschen Bahnradsport. Die Athletin des RSC Turbine
Erfurt wird 2007 zweifache Junioren-Europameisterin und
holt sich bei der Junioren-WM in Mexiko gleich drei Titel.
Im Jahr darauf kann sie ihre Erfolgsserie bei der Junio-

ren-WM in Kapstadt fortsetzen. Sie gewinnt die Einzeltitel im Sprint, Zeitfahren und Keirin. Dem 1,60 Meter kleinen Kraftpaket winkt eine große sportliche Zukunft.

Doch im Mai 2009 folgt der erste Rückschlag. Vogel ist 18, als sie auf dem Heimweg vom Straßentraining ist. Wie immer ist sie schnell unterwegs, es geht bergab. Plötzlich nimmt ihr ein Kleintransporter die Vorfahrt. Es ist ein Zivilfahrzeug der Thüringer Polizei. Vogel kann nicht mehr bremsen und fliegt in die Seitenscheibe des Wagens. Erst im Krankenhaus wacht sie aus dem Koma auf. Drei Fragen schießen ihr durch den Kopf, die sie auf ein Blatt Papier schreibt: In welchem Krankenhaus bin ich? Was ist mit der Steuererklärung? Wann bekomme ich ein neues Fahrrad? „Hier kam die Beamtin in mir durch", lacht sie rückblickend. Seit 2008 ist sie bei der Bundespolizei angestellt.

Die Diagnose ist gar nicht lustig. Vogel erleidet einen doppelten Kieferbruch, Brüche an der Brustwirbelsäule und an den Handwurzelknochen, sie verliert fünf Zähne, im Gesicht hat sie Schnittwunden durch die Glassplitter, die Narben sieht man noch heute. Nur ihre starke Rückenmuskulatur habe sie vor einer Querschnittslähmung bewahrt, sagt sie. Trotzdem verschwendet sie keinen Gedanken daran, mit dem Radsport aufzuhören. Im Gegenteil. „Ich wollte nicht, dass dieser Kerl, der die Situation falsch eingeschätzt hat, über meine Träume und Ziele entscheidet."

Angst macht Fehler
Es folgt ein jahrelanger Rechtsstreit. Erst fünf Jahre nach dem Unfall spricht ihr das Landgericht Erfurt ein Schmerzensgeld in Höhe von 100.000 Euro zu. Der Freistaat Thüringen muss als Halter des Unfallfahrzeugs zahlen, nachdem er das Verfahren immer wieder in die Länge gezogen hatte. Das Verhalten des Landes enttäuscht die Spitzen-

sportlerin. „Da rühmt man sich mit deinen Titeln. Aber dann wäre es mal ein Schritt gewesen zu sagen: Du bist unsere Athletin, wir stehen hinter dir."

Vogel ist froh, dass sie sich an den Unfall und an die Stunden danach nicht mehr erinnern kann. In solchen Momenten greift die Schutzfunktion des Gehirns. Durch diese fehlende Erinnerung kann sie weiter furchtlos aufs Rad steigen. „Wenn ich mit Tempo 70 über die Radrennbahn fege, darf ich keine Angst haben. Angst lähmt, Angst macht Fehler. Respekt ist notwendig, aber Angst nicht. Wenn ich gewusst hätte, wie es passiert ist, hätte ich vielleicht Angst gehabt."

Als sie aus dem Erfurter Krankenhaus entlassen wird, arbeitet Vogel mit einer Mentaltrainerin zusammen. Dabei lernt sie, dass es auf bestimmte Fragen im Leben keine Antworten gibt: Warum war ich genau zu diesem Zeitpunkt an diesem Ort? Was wäre gewesen, wenn? „Es bringt nichts, sich diese Fragen zu stellen. Ich bin auch nicht so ein Zer-Denker", sagt sie. Zu viel grübeln ist nicht ihr Ding. Vogel ist eine Pragmatikerin. Ihr Leitsatz: „Machen ist wie wollen, nur krasser." Acht Monate später fährt sie bei ihren ersten Bahnrad-Weltmeisterschaften der Profis in Dänemark mit vorderen Platzierungen in die Weltelite.

Kristina Vogel hat es früh gelernt, hart gegen sich selbst zu sein. Sie liebt es, an ihre Grenzen zu gehen. Im Training reizt es sie, gegen ihre männlichen Kollegen anzutreten. Bundestrainer Detlef Uibel spricht sogar davon, Kristina sei sein bester Mann. Weil Männer wegen ihrer biologischen Merkmale zwangsläufig schneller als Frauen sind, hat Vogel den Ansporn, „in jedem Training am Hinterrad eines Mannes zu bleiben." Sie genießt den Moment, wenn die Männer Angst haben, „wenn ich an ihrem Hinterrad bin." Die Teamkollegen wollen sich nicht die Blöße geben, von einer Frau überholt zu werden.

Sportlich geht es steil bergauf. 2012 wird die Erfurterin erstmals Weltmeisterin, bei den Olympischen Spielen in London gewinnt sie mit ihrer Partnerin Miriam Welte die Goldmedaille im Teamsprint. Kristina Vogel ist durch nichts mehr zu stoppen. Bis 2017 holt sie in jedem Jahr mindestens einen WM-Titel (insgesamt 11), 2016 gewinnt sie bei den Olympischen Spielen in Rio erneut Gold im Sprint und Bronze im Teamsprint. Der Heißhunger auf Erfolg kann wie eine Sucht sein. „Gewinnen macht Spaß. Sich bewiesen zu haben, dass sich all der Schweiß ausgezahlt hat, ist schon cool. Es ist auch immer für meine Familie gewesen, um ihr was zurückzugeben" (Abb. 2).

Nach außen gibt Vogel die Strahlefrau. In den sozialen Netzwerken postet sie oft Bilder und Videos, die eine unbeschwerte, humorvolle, bisweilen kindische Topathletin zeigen. Dabei ist sie im tiefsten Inneren gar nicht diese Rampensau, die zwingend das Licht der Öffentlichkeit braucht. Zwar kann sie dank ihrer perfektionierten Disziplin und ihrer mentalen Stärke im Wettkampf ihre besten Leistungen abrufen, aber im Training hadert sie häufig mit sich selbst. „Ich war ein Mega-Pessimist. Vor Wettkämpfen habe ich immer gesagt: Das reicht nicht, das reicht nicht. Ich muss mehr, mehr, mehr machen."

„Dann lacht dich jeder aus"

18 Jahre zieht sie den Leistungssport durch. 18 Jahre, die an die Substanz gehen. „Wenn du das draußen so ehrlich erzählst, dass das eine scheiß Arbeit ist, mental damit umzugehen, dann lacht dich jeder aus. Das glaubt doch keiner." Diese 18 Jahre Leistungssport finden mit dem schlimmen Unfall von Cottbus ein jähes Ende.

Kurz nach dem Crash wird Vogel zunächst in die Klinik in Cottbus gefahren. Der Weg dorthin führt über Kopfsteinpflaster. Sie hat fürchterliche Schmerzen und bettelt,

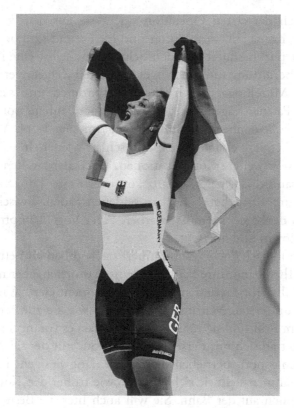

Abb. 2 Großer Jubel über Olympia-Gold 2016 in Rio. (© augen-klick/rscp/picture alliance)

man möge sie sedieren. Ihrem Lebensgefährten, dem ehemaligen Bahnradfahrer Michael Seidenbecher, sagt sie, sie werde mit dem Sport aufhören. Dann wird sie mit dem Hubschrauber ins Unfallkrankenhaus nach Berlin-Marzahn geflogen. Ihr Schlüsselbein und ihr Brustbein sind gebrochen. Viel schlimmer aber hat es ihre Wirbelsäule erwischt. Das Rückenmark ist zwischen dem sechsten und siebten Brustwirbel durchtrennt worden. Querschnittslähmung. Röntgenaufnahmen zeigen, dass ihr Rückgrat aussieht wie ein kräftiger abgeknickter Ast.

Nach der ersten Operation wacht sie aus dem künstlichen Koma auf. Ihre Mutter und ihr Freund sind bei ihr. Sie ist reizüberflutet von den Schmerzen, selbst eine leise, zarte Berührung tut weh. Vogel lässt ihren Zeigefinger und ihren Mittelfinger durch die Luft spazieren und schaut ihren Partner fragend an. „Kann ich noch laufen?" soll das heißen. Seidenbecher schüttelt langsam den Kopf. Vogel nickt, vergießt einige Tränen und schläft wieder ein.

Es gibt weitere Komplikationen. Nach der zweiten von insgesamt drei Operationen bekommt sie eine Lungenentzündung. Ihr Leben hängt am seidenen Faden. Zwischendurch denkt sie, sie müsse sterben. Aber Vogel kämpft wie eine Löwin und überlebt.

Schon nach kurzer Zeit trainiert sie heimlich im Bett mit dem Theraband. Ihre Wirbelsäule ist gebrochen, aber nicht ihr Wille. Ihr Freund muss alles dokumentieren. Wie sie sich zum ersten Mal im Bett aufsetzt, wie sie zum ersten Mal im Rollstuhl sitzt. Sie will sehen, dass es vorangeht. Sie arbeitet an sich mit derselben Perfektion, mit der sie ihren Leistungssport betrieben hat. Den langwierigen Reha-Maßnahmen stellt sie sich genauso wie früher den Kontrahentinnen auf der Bahn. Sie will auch hier die Beste sein (Abb. 3).

Ruhe ist für die ehemalige Spitzenathletin nur schwer auszuhalten. Täglich kommen die Ärzte an ihr Bett und bitten sie, geduldig zu sein. Wie sehr sie das Wort Geduld hasst. Nach sechs Wochen schiebt Seidenbecher seine Partnerin erstmals im Rollstuhl ins Freie an die frische Luft. Da merkt sie, dass sie lebt.

Zum ersten Mal frei
Knapp drei Monate nach ihrem Unfall zeigt sie sich erstmals der Öffentlichkeit. Im Rollstuhl sitzend gibt sie im Unfallkrankenhaus eine beeindruckende Pressekonferenz.

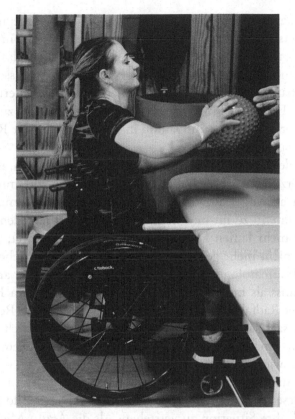

Abb. 3   Diszipliniert auch in der Reha: Kristina Vogel im Unfall-Krankenhaus in Berlin. (© augenklick/Roth/picture alliance)

Viele der anwesenden Medienvertreter erwarten eine traurige, geknickte Frau. Doch Vogel trägt rote High Heels und lächelt in die Runde. Sie wirkt tapfer und gefasst. Man kann nur erahnen, was sie in den vergangenen Wochen durchgemacht haben muss. Vogel spricht sehr reflektiert über ihre Situation. Der Kampf zurück ins Leben, erzählt sie, sei viel härter gewesen als der um eine Goldmedaille. Als sie gefragt wird, ob sie es bedaure, nicht noch mehr erreicht zu haben, antwortet sie: „Ich fühle mich zum ersten Mal frei." Wie groß muss die Last, der innere Druck zuvor gewesen sein. „Über die Jahre macht das was mit einem. Jetzt im Nachhinein bin ich fast ein bisschen dankbar für den Unfall. Ich weiß jetzt, wie bescheuert ich war." Das jähe Karriereende scheint sie beinahe zu erleichtern. Als wäre ein Dämon in ihrem Inneren zur Ruhe gekommen.

In der Klinik arbeitet sie mit einer Traumatologin, einer Fachärztin zur Überwindung von Unfallfolgen, zusammen. Noch als Vogel auf der Intensivstation liegt, kommt die Medizinerin zu ihr und fragt, wie es ihr gehe, nachdem sie nicht mehr laufen könne. Die Sportlerin antwortet: „Ich kann nicht mehr gehen, okay. Wie soll es mir da gehen!?" Die Traumatologin merkt, dass sie mit Vogel anders arbeiten muss als mit anderen Patienten. Sie benutzt ein Bild, das der Radfahrerin hilft. „Bisher hattest du gewisse Routinen", sagt sie. „Auf diese Routinen konntest du dich verlassen, um zuversichtlich in die Zukunft zu gehen. Sie waren wie eine Brücke. Diese Brücke hast du aber jetzt nicht mehr. Die ist einfach weg, eingebrochen. Jetzt musst du diese Brücke wieder ganz neu bauen." Dieses Bild hilft Vogel, ihre Situation zu verstehen. Als die Ärztin Michael Seidenbecher auf dem Gang trifft, sagt sie über seine Partnerin: „So eine hatte ich noch nie."

Damit meint sie auch, dass sie selten eine Patientin getroffen hat, die so hart gegen sich selbst ist wie Vogel. „Ja, ich war manchmal zu hart zu mir", bestätigt sie. „Ich glaube, ich bin auch jetzt noch sehr hart zu mir. Manchmal bin ich ein sehr getriebener Mensch. Ich bin jemand, der immer leistet, macht und das Beste aus sich herausholen will. Dabei glaube ich immer, es reicht nicht. Es ist schwer, aus diesem Muster auszubrechen."

Kristina Vogel ist im Gespräch äußerst humorvoll. Sie kann herzlich lachen, zugespitzt formulieren und haut markante, lustige Sätze raus. Man merkt, wie viele Emotionen in ihr stecken. Trotzdem traut sie ihren Gefühlen nicht so recht. „Für mich sind Emotionen verschwendete Zeit", sagt sie. Damit meint sie negative Gefühle wie Trauer, Schwermut oder Weinen. „Vielleicht will ich stark sein. Ich habe fast nie geweint. Es bringt mir nichts, wenn ich mich bedaure. Ich kann's ja nicht ändern. Also, was soll ich darüber weinen?"

Tränen habe sie nur bei Goldmedaillengewinnen zugelassen. Das waren dann Tränen der Erleichterung. „Ich hasse auch Liebesfilme. Ich schaue lieber Blut- und Actionfilme als zum Beispiel ‚Keinohrhasen' von Til Schweiger. Ich war das noch nie und bin das auch nicht." Durfte sie in ihrem Leben auch mal schwach sein? „Durfte ich schon, aber ich habe es mir selber nie erlaubt. Ich würde es mir auch jetzt nicht erlauben."

Nervende Falschparker
Dennoch gesteht sie sich Gefühlsschwankungen zu. „Manchmal bin ich stärker, manchmal nicht. Manchmal jucken mich bestimmte Sachen nicht. Aber am nächsten Tag ist es dann wie ein Weltuntergang. Ich bin halt nicht jeden Tag bärenstark. Es passiert oft, dass mich Sachen echt nerven." Zum Beispiel, wenn Leute verbotenerweise auf dem Behindertenparkplatz parken. „Das passt nicht in meinen Kopf rein. Die Leute parken da, weil sie zu faul sind, zwei Meter zu laufen. Diese Ignoranz nervt mich so, so sehr." Es ist schon vorgekommen, dass sie wutentbrannt zu den Falschparkern gerollt ist und sie angeraunzt hat.

Rasend macht sie auch, wenn andere Menschen übergriffig werden. Wenn sie, ohne zu fragen, ihren Rollstuhl schnappen und sie einfach irgendwohin schieben. Dann

denkt sie „Hallo!? Ich nehme ja auch nicht deinen Büro-
stuhl und schiebe dich irgendwohin." Besonders schmerzt
es, wenn manche Leute unnötig viel Abstand halten, während sie vorbeirollt. „Als wenn ich eklig wäre."

Ihr neues Leben im Rollstuhl ist eine große Herausforderung. Gemeinsam mit ihrem Freund wohnt sie in
einem Einfamilienhaus am Stadtrand von Erfurt. Das Paar
ist erst wenige Monate vor dem Unfall eingezogen. Beide
sind froh, dass sie beim Hausbau barrierearm geplant
haben. So musste nach dem Unfall nur wenig umgebaut
werden, damit sie sich frei bewegen kann. Es ist für viele
Außenstehende erstaunlich, wie schnell Vogel sich eine
größtmögliche Selbstständigkeit zurückerobert hat. Natürlich nerven auch manche Dinge. Eigentliche Kleinigkeiten
wie das Holen einer Tasse aus dem Küchenschrank können
dann zu einem komplizierten Kraftakt werden. Vogel mag
diese Momente nicht, in denen sie von anderen abhängig
ist. „Ich war immer jemand, der keine Hilfe gebraucht und
gewollt hat. Jetzt brauche ich sie. Das fällt mir schwer. Es ist
ein schmerzhafter Prozess, den ich durchgemacht habe.
Manche Sachen kann ich einfach nicht" (Abb. 4).

Umso dankbarer ist sie für ihren Partner. „Michael gibt
mir extrem viel Sicherheit. Wenn er an meiner Seite ist,
kann ich alles schaffen. Er ist auch der Grund, warum ich
bei vielen Sachen so schnell bin. Ich möchte ihm nicht zur
Last fallen." Das Paar hat offen und ehrlich über die neue
Situation gesprochen. „Für ihn ist der Rollstuhl nicht prä-
sent. Ich war ja schon immer klein. Jetzt bin ich eben noch
etwas kleiner. Wir sind ein ganz normales Paar mit den
gleichen Streitigkeiten. Nur ein bisschen anders." Da lacht
sie wieder.

Ihre Armbanduhr piepst. Soeben hat sie eine Mail bekommen. „Tschuldigung", sagt sie. „Aber ich muss kurz che-
cken, ob es wichtig ist." Die 30-Jährige sitzt mir am Tisch

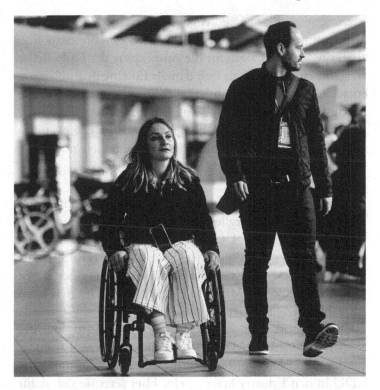

Abb. 4 Kristina Vogel mit Partner Michael Seidenbecher. (© augenklick/Roth/picture alliance)

gegenüber, trägt einen orangefarbenen Rollkragenpullover. Knapp unterhalb der Brust beginnt der Körperbereich, den sie nicht mehr spürt. Immer wieder drückt sie sich kurz vom Rollstuhl hoch, als würde sie aufstehen wollen. Dieses Verhalten hat sie längst verinnerlicht. Sie muss sich regelmäßig mit durchgestreckten Armen von ihrem Sitz erheben, um ihren Po zu entlasten und Druckstellen zu vermeiden.

Seit ihrem Unfall versucht sie, ihr Leben neu zu sortieren. „Ich weiß gar nicht, was derzeit meine Berufsbezeichnung ist", sagt sie. Vogel hat verschiedene Aufgaben übernommen. In erster Linie ist sie bei der Bundespolizei als Trainerin und Coach für die Ausbildung der Radsportler tätig. Sie ist froh, dass sie sich damals für eine duale Karriere entschieden hat. Dadurch hat sie eine Absicherung für die Zukunft. Die Verbeamtung auf Lebenszeit hat viel Gutes. „Ich hatte immer eine Rückfallebene. Ich wusste, wenn es mit dem Leistungssport nicht klappt, habe ich noch was. Jetzt, nach dem Unfall, bin ich froh, diesen Weg eingeschlagen zu haben."

Außerdem arbeitet Vogel als Speakerin, Motivatorin, TV-Expertin, ist Mitglied in zwei Kommissionen beim Weltradsportverband UCI und sitzt in einer Kommission des Deutschen Olympischen Sportbunds (DOSB). Sie muss aufpassen, dass sie sich nicht verzettelt. Aber sie ist froh über die vielen Möglichkeiten, die sie hat. „Ich kann auswählen, was ich machen möchte." (Abb. 5 – Video)

Dazu gehört ihre Arbeit als Lokalpolitikerin. Bei der Kommunalwahl im Mai 2019 kandidiert sie als Parteilose auf der CDU-Liste und zieht mit den meisten Stimmen der CDU in den Erfurter Stadtrat ein. Hier setzt sie sich dafür ein, dass behinderte Menschen mehr in die Gesellschaft integriert werden. „Die Menschen wissen nicht, wie sie mit Behinderten umgehen sollen. Die Mitte der Gesellschaft hat keine Kontakte zu Behinderten oder zu Blinden. So können auch keine Lernprozesse entstehen."

Stehempfänge als Gräuel

Diese Defizite werden ihr regelmäßig bei Events oder Galas deutlich, zu denen sie eingeladen wird. Wie bei der „Bambi"-Verleihung. „Ich war die einzige Behinderte dort. Das fühlt sich total scheiße an. Ich komme mir vor wie die Vorzeige-Rollstuhlfahrerin. Das nennt man dann gelebte Inklusion." Vor allem Stehempfänge sind ihr ein Gräuel.

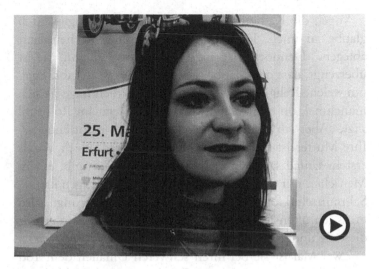

Abb. 5 Kristina Vogel im Interview
(▶ https://doi.org/10.1007/000-28c)

„Denn ich stehe nicht. Ich sitze in meinem Rollstuhl da unten, schaue nach oben zu den anderen, und alle Gespräche gehen über mich hinweg." Enttäuschend sei für sie auch, dass fast alle Bemerkungen ihr gegenüber den Tenor hätten „Du im Rollstuhl auf solch einer Veranstaltung? Das würde ich mich ja nie trauen."

In solchen Momenten wird ihr das eigene Schicksal besonders bewusst. Sie kann nicht mehr gehen. Obwohl sie immer wieder davon träumt. „Manchmal träume ich, ich sitze im Rollstuhl, aber dann stehe ich auf und laufe einfach weiter." Anfangs haben diese Träume sie irritiert. Aber dann ist ihr klar geworden, dass sie ja 28 Jahre lang gegangen ist. Dieses Verhalten ist in ihrem Unterbewusstsein abgespeichert. „Ist doch völlig okay", hat ihre Traumatologin dazu gesagt. „Vielleicht träumst du auch manchmal, dass du fliegen kannst."

Vogel, die Katholikin, ist nicht besonders religiös. „Ich glaube an mich. Ich muss mir gegenüber Rechenschaft ablegen." Dennoch mag sie die Idee von Religion. Sie ist überzeugt, dass der Glaube den Menschen Kraft gibt. Egal, um welche Religion es sich handelt. Natürlich frage sie sich manchmal, ob es Schicksal war, dass sie jetzt im Rollstuhl sitzt. „Aber ich kann das Schicksal ja doch nicht ändern." Ihre Mutter ist hingegen eine gläubige Frau. Nach Vogels erstem Unfall sagte sie zu ihrer Tochter: „Gott gibt einem Menschen nur so viele Aufgaben, wie er bewältigen kann." Schmunzelnd formuliert Vogel ihre Schlussfolgerung: „Also muss ich offensichtlich eine starke Frau sein, wenn er mir diese Behinderung zutraut."

Zwei Mal ist sie bei ihren schweren Unfällen dem Tod von der Schippe gesprungen. Das hat sie nachdenklich gemacht. Was zählt im Leben? Was ist wirklich wichtig? „Ich möchte einfach probieren, glücklich zu sein. Jeder denkt, dass ich ganz schlimm gebeutelt bin vom Schicksal. Aber ich sehe das nicht so. Vielleicht war es schon immer vorhergesehen, dass ich im Rollstuhl sitze, aber man hat mir einfach mehr Zeit geschenkt."

Zeit, die sie jetzt verstärkt nutzt, um Dinge zu tun, für die sie während ihres Leistungssports nie Zeit hatte. Sie hat begonnen, eine Bucket List für sich zu erstellen. Eine Aufzählung von Dingen, die sie zum ersten Mal in ihrem Leben machen möchte. Nach und nach arbeitet sie sie ab: Sie fährt zum ersten Mal allein mit dem Auto auf der Autobahn, reitet auf einem Pferd, macht einen Tandem-Fallschirmsprung, geht auf ein Konzert des Erfurter Musikers Clueso, tauft ein Schiff der Bundespolizei und plant mit ihrer Freundin eine Reise nach New York. „Diese Bucket List erinnert mich daran, dass ich mir Zeit für mich nehmen muss."

Trotzdem bleibt die Erinnerung an den tragischen Unfall in Cottbus. Kurz vor unserem Gespräch ist sie erstmals wieder auf dieser Radrennbahn. Ein Athlet, den sie betreut, hat dort einen Lehrgang. Sie ist so beschäftigt, dass sie sich nicht auf die Bahnseite begibt, auf der die Kollision stattfand. „Ich denke, wenn ich Ruhe gehabt hätte und nur für mich gewesen wäre, dann wäre vielleicht der Gedanke an damals hochgekommen. Aber ansonsten ist es nur eine von vielen Radrennbahnen auf der Welt."

Die Schuldfrage

Nach wie vor ermittelt die Staatsanwaltschaft Cottbus. Die Klärung der Schuldfrage ist eine langwierige Angelegenheit. Den Ermittlern muss erläutert werden, was ungeschriebene und geschriebene Regeln im Bahnradsport sind, Zeugen müssen gehört und Verantwortlichkeiten überprüft werden. Will sie den niederländischen Nachwuchsfahrer zivilrechtlich auf Schmerzensgeld verklagen? „Nein, das mache ich nicht. Was habe ich davon? Ich bin ganz froh, dass niemand außer dem niederländischen Team weiß, wer er ist. Er kann ganz normal leben. Wenn ich ihn verklage und das in die Presse ziehe, kennt ihn jeder. Dann ist er in der Sportwelt tot."

Bisher gibt es keinen Kontakt zum Unfallgegner, obwohl der niederländische Radsportverband versucht hat, Vogel zu kontaktieren. „Ich bin noch nicht so weit. Ich bin noch nicht stark genug, um meinem Unfall ins Gesicht zu schauen. Vielleicht gucke ich dann zu sehr in den Spiegel, wenn ich ihn treffe." Sie ahnt, wie es dem jungen Mann gehen könnte. „Er hat als heranwachsender Mensch die erfolgreichste Bahnradfahrerin der Welt in den Rollstuhl gebracht."

Die alleinige Schuld will sie ihm nicht geben. Es seien mehrere Personen für den Unfall verantwortlich, sagt sie.

„Ich frage mich: Warum wusste er es nicht besser? Warum gab es niemanden, der die Bahn für solche stehenden Antritte gesperrt hat? Warum hat der Trainer nicht darauf geachtet?" Trotzdem sei der Fahrer die Personifizierung ihres Unfalls. Irgendwann werde der Zeitpunkt kommen, an dem sie ihn kennenlernen wolle. Auch, um den einen oder anderen Gedanken aus ihrem Kopf zu bekommen. „Aber ich will es nicht für ihn tun, sondern für mich. Zu meinen Konditionen."

Immerhin ist durch ihren Unfall die Diskussion um die Sicherheit im Bahnradsport neu entbrannt. Die Frauen rasen mit Tempo 70, die Männer in der Spitze mit über 80 Stundenkilometern über die Bahn. Stürze können lebensgefährlich sein. Vogel beschäftigt sich in der Bahnkommission des Weltradsportverbands UCI intensiv damit, wie die Fahrer besser geschützt werden könnten. Es gibt Überlegungen, Protektoren zu entwickeln. Sie sollen wie Airbags die Wirbelsäule schützen.

Unser Gespräch neigt sich dem Ende. Sie fragt mich, ob sie mich zum Bahnhof mitnehmen soll. Ich nehme das Angebot dankend an. Wenige Minuten später demontiert sie die aufgesteckten Rollstuhlräder und verstaut sie samt zusammengefaltetem Fahrgestell auf dem Beifahrersitz ihres Autos. Ich setze mich auf die Rückbank und bestaune, wie geschickt sie mit einem Handbediengerät Gas und Bremse, Blinker und Scheibenwischer steuert. Mit ihrer Linken lenkt sie uns souverän durch den Erfurter Stadtverkehr.

Als wir uns verabschieden, frage ich sie noch, in welcher Disziplin sie eigentlich ihre nächste Medaille holen wolle. Sie überlegt kurz und antwortet lachend: „Vielleicht ja in der Disziplin weltbeste Mama."

Steckbrief Kristina Vogel

Geboren: 10. November 1990 in Leninskoje (Kirgisistan)

Olympia-Gold 2012 (Teamsprint)

Olympia-Gold (Sprint) und -Bronze (Teamsprint) 2016

Weltmeisterin 2012 (Teamsprint), 2013 (Teamsprint), 2014 (Sprint, Keirin, Teamsprint), 2015 (Sprint), 2016 (Keirin), 2017 (Sprint, Keirin), 2018 (Sprint, Teamsprint)

Europameisterin 2013, 2014, 2017

Junioren-Weltmeisterin 2007, 2008

Deutschlands Radsportlerin des Jahres 2012, 2013, 2015, 2016, 2017, 2018

Frank Stäbler
„Ich war schon einige Male fast tot"

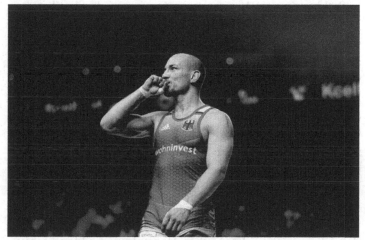

© Kadir Caliskan

Elektronisches Zusatzmaterial Die elektronische Version dieses Kapitels enthält Zusatzmaterial, das berechtigten Benutzern zur Verfügung steht https://doi.org/10.1007/978-3-662-62552-1_3. Die Videos lassen sich mit Hilfe der SN More Media App abspielen, wenn Sie die gekennzeichneten Abbildungen mit der App scannen.

© Der/die Autor(en), exklusiv lizenziert durch Springer-Verlag GmbH, DE, ein Teil von Springer Nature 2021
J. Seemüller, *Am Limit – Wie Sportstars Krisen meistern*,
https://doi.org/10.1007/978-3-662-62552-1_3

„Wenn mein Kopf es sich ausdenken kann, wenn mein
Herz daran glauben kann – dann kann ich es auch erreichen." (Muhammad Ali)

Der 8. September 2015 ist ein Dienstag. Frank Stäbler liegt
nachts auf dem Bett seines Zimmers im Orleans Hotel in
Las Vegas. An Schlaf ist nicht zu denken. Das Adrenalin
rauscht als Dauerschleife durch seinen Körper. Auch jetzt
noch, zwei Tage nach dem großen Triumph, seinem ersten
Weltmeister-Titel. Nach 21 Jahren gibt es endlich wieder
WM-Gold im Ringen für Deutschland. Den Siegergürtel
hat der Schwabe wie eine Geliebte zu sich aufs Bett gelegt.
Er lässt ihn nicht aus den Augen. In seinem Kopf herrscht
Hochbetrieb, als ihm eine Idee kommt.

Stäbler setzt sich an seinen Laptop und schreibt eine
Mail. In mehr oder weniger gutem Englisch adressiert er
seine Nachricht an das Management des größten Boxers
aller Zeiten. „Ich habe ihnen geschrieben, dass es ein Traum
wäre, Muhammad Ali persönlich kennenzulernen." Stäbler
hat immer nach Leitfiguren gesucht. Muhammad Ali ist
eine davon. „Mit ihm konnte ich mich identifizieren. Er
war genauso verrückt wie ich. Natürlich hat er viel Größe-
res geschaffen, denn er war nicht nur Weltmeister und
Olympiasieger. Er war ein Menschenrechtler." Besonders
beeindruckt Stäbler die mentale Stärke Alis. Jetzt, nach seinem bisher größten sportlichen Erfolg, will er unbedingt
sein großes Vorbild treffen. Eine oder zwei Minuten würden schon reichen. Er möchte Ali nur kurz die Hand schütteln. Ihm danken für seine Inspiration. Die Antwort des
Managements lässt nicht lange auf sich warten. Ein Treffen
sei leider nicht möglich, schreiben sie. Ali leidet seit vielen
Jahren an Parkinson. Es gehe ihm gesundheitlich nicht gut.
Frank Stäbler versteht. Neun Monate später stirbt Muhammad Ali mit 74 Jahren.

„Freundschaft ist nichts, was du in der Schule lernst. Aber wenn du die Bedeutung von Freundschaft nicht gelernt hast, dann hast du in Wahrheit gar nichts gelernt." (Muhammad Ali)

Die Schule ist nicht grad Frank Stäblers Lieblingsort. „Sie hat mich null interessiert", sagt er. Lernen, Zuhören, Bücherlesen. Das alles ist ein notwendiges Übel für den Jungen aus dem ländlich anmutenden Musberg. Es ist ein überschaubarer 5000-Einwohner-Ort vor den Toren Stuttgarts, in dem Stäbler aufwächst. Seine Eltern haben einen Bauernhof. Wenn Frank Stäbler von der Schule nach Hause kommt, wird kurz gegessen und dann geht's sofort raus in die Natur. „Ich war den ganzen Tag mit Freunden oder meinem Bruder Stefan unterwegs. Wir haben gekickt und Baumhäuser gebaut. Abends ging es zum Fußball- oder ins Ringertraining."

Das Gespür der Eltern
Frank Stäbler strahlt über beide Backen, wenn er über seine Kindheit und sein Elternhaus spricht. „Ich hatte immer das Gefühl, geliebt zu sein. Ich habe das Vertrauen meiner Eltern gespürt. Das hat mich bis heute geprägt." Die Eltern Stäbler haben ein feines Gespür für ihren Sohn. Sie merken, dass Frank voller Energie steckt, die er in Bewegung umwandeln muss. Das Stillsitzen in der Schule fällt ihm dagegen schwer. Obwohl Frank das Zeug hat, die Realschule zu besuchen, schicken ihn Mutter Michaela und Vater Theo auf die Hauptschule. Hier kommt er ohne großen Lernaufwand durch den Stoff, kann aber noch länger Kind bleiben. „Meine Mutter hat mir erst kürzlich gesagt ‚Wir haben dich Kind sein lassen, solange es ging.' Das finde ich total klasse", erzählt Stäbler. Ich spüre, wie stolz er auf seine Eltern ist.

Die Stäblers fördern die sportlichen Ambitionen ihrer beiden Jungs. Mit vier Jahren hat Frank sein erstes Rendezvous mit der Ringermatte. Dabei will Michaela Stäbler ihre Söhne eigentlich im Mutter-Kind-Turnen anmelden. Aber das ist schon ausgebucht. Also geht sie mit ihnen ein Stockwerk höher, in den Musberger Ringer-Kindergarten. Hier sind Raufen und Toben angesagt – nach Regeln natürlich. Frank hat seine große Leidenschaft gefunden. „Ich habe ganz früh festgestellt, dass es unglaublich Spaß macht, sich mit seinen Kumpels und Freunden zu messen, ohne den anderen zu verletzen. Man konnte immer kämpfen, ohne sich weh zu tun. Natürlich ist es auch hart, aber man verletzt sich nicht dabei." Das Ringen ist ein gutes Ventil für den extrem aktiven Frank. Wie jede Kampfsportart dient das Ringen dem Abbau von Aggressionen und überschüssiger Energie.

Schon bald zeigt sich die Geschicklichkeit Stäblers auf der Matte. Er ist besser als die anderen Jugendlichen. Frank gewinnt in allen Altersgruppen im Nachwuchsbereich deutsche Meistertitel. Der Verband erkennt, was für ein Talent da heranwächst. Als Stäbler 17 ist, will ihn der Deutsche Ringerbund nach Schifferstadt lotsen. Dort, am Olympiastützpunkt, trainieren die besten Kaderathleten und die Ringer der Sportförderkompanie der Bundeswehr. Das Angebot klingt verlockend. Es heißt, ein Wechsel nach Schifferstadt sei der einzige Weg, wenn man im Ringen Erfolg haben wolle.

Aber der eigensinnige und bodenständige Stäbler hat kein Interesse, seine schwäbische Wohlfühloase Musberg zu verlassen. „Ich wollte nicht weg von zu Hause." Sein Trainer bestätigt ihn. „Wir bleiben hier, Frank. Du brauchst deine Familie und deine Freunde." Also bleibt Frank Stäbler in seiner Heimat und geht seinen eigenen Weg. Er beginnt eine Ausbildung zum Bürokaufmann. Nebenbei trainiert er zehn Mal pro Woche. Ein irres Pensum: 40 Stunden im Büro und 30 Stunden in der Trainingshalle. Eine 70-Stunden-Woche. „Heute weiß ich gar nicht mehr, wie ich das geschafft habe", erzählt Stäbler und schüttelt leicht seinen Kopf.

Immer wieder kriechen Zweifel hoch. Hast du wirklich die richtige Entscheidung getroffen? Wäre es nicht doch besser gewesen, als Profi nach Schifferstadt zu gehen? Andreas Stäbler, sein Coach, mit dem er trotz desselben Nachnamens nicht verwandt ist, redet seinen Schützling stark: „Wenn du dieses Pensum durchstehst, wirst du mental sehr viel stärker sein als alle anderen. Das verspreche ich dir." Drei Jahre dauert diese Tortur. Frank Stäbler geht durch ein Stahlbad. Es wird nicht sein letztes sein.

Trotz dieser enormen Doppelbelastung aus Ausbildung und Leistungssport gelingen ihm erste internationale Erfolge. Mit 19 holt er sich bei den Junioren-Europameisterschaften und -Weltmeisterschaften jeweils die Bronzemedaille. Die Karriere Frank Stäblers nimmt Fahrt auf – und fährt kurz darauf fast voll an die Wand.

Am 7. Juni 2010 ist der damals 20-Jährige unterwegs auf der A45 bei Olpe (Sauerland). Heimfahrt vom Grand Prix der Ringer in Dortmund. Stäbler sitzt mit seiner Freundin Sandra auf der Rückbank. Ein Freund steuert das Auto. Stäbler ist eingeschlafen. Plötzlich wacht er durch das Geräusch der Rillen am Fahrbahnrand auf. Seine Freundin schläft neben ihm, dann schaut er nach vorne zum Fahrer. Sein Kumpel liegt mit dem Kopf auf dem Lenkrad. Er ist eingeschlafen. Dann geht alles ganz schnell. Mit Tempo 120 schanzt der Wagen über die Leitplanke, überschlägt sich mehrmals, zerlegt einen kleinen Baum und kommt auf einer Wiese zum Stehen. Bei allen Insassen wird eine Gehirnerschütterung diagnostiziert, bei Stäbler ist zudem der Hüftknochen angebrochen. Ein Wunder, dass nicht mehr passiert ist. Die WM in Moskau findet ohne den Deutschen statt (Abb. 1).

Bewusstlos im Hotelzimmer

Es ist nicht die einzige Grenzerfahrung, die Stäbler in seinem Leben macht. „Stimmt", nickt er. „Ich war schon einige Male fast tot." Dann spricht er über seine Herzattacke im Sommer 2018. Stäbler befindet sich im Trainingslager in Litauen. Er ist allein auf seinem Hotelzimmer. Sein Zimmerpartner ist an diesem Tag früher abgereist, weil er an der Uni eine Prüfung hat. Nachts gegen halb drei wacht der durchtrainierte Athlet plötzlich auf. Sein Brustkasten schmerzt. „Ich dachte ‚Mist, was ist das!?' Das hat so reingestochen und auf meinen linken Arm ausgestrahlt." Stäbler will aufstehen, um sich Hilfe zu holen. Doch er bricht ohn-

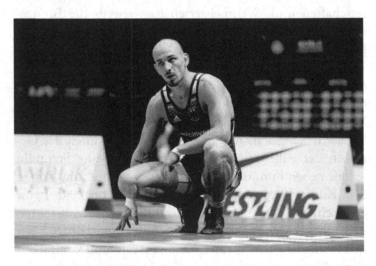

Abb. 1 Durch Erfahrungen im Grenzbereich hat Frank Stäbler eine mentale Stärke entwickelt. (© Kadir Caliskan)

mächtig zusammen. Zehn, vielleicht 15 Minuten liegt er auf dem Zimmerboden. Dann wird er wieder wach. Mit dem Handy ruft er seinen Coach an. Der Mannschaftsarzt behandelt ihn zunächst auf dem Zimmer, anschließend wird er im Krankenhaus durchgecheckt. Kurz darauf kommt die Entwarnung. Es ist kein Herzinfarkt. Zwei Rippen haben sich verschoben und Nervenbahnen im Herzbereich eingequetscht. „Das war ein richtiges Scheißgefühl. Ich war so machtlos." Über einen Monat lang hat er immer wieder Probleme mit den Rippen. Acht Mal verschieben sie sich, acht Mal müssen sie wieder eingerenkt werden. Jedes Mal denkt Stäbler, in seinem Herzen stecke ein Messer. Jedes Mal bangt er um sein Leben. Dieses Gefühl macht ihm Angst. Angst aber blockiert.

Um solche Blockaden im Kopf zu lösen, spricht Frank Stäbler viel über seine Gedanken und Ängste. Vor allem mit seinen beiden Persönlichkeitstrainern. Christian Bischoff, ein ehemaliger Basketballspieler und -trainer, und der Schauspieler und Mentalcoach Francisco Medina (bekannt aus der TV-Serie „Alles was zählt") sind „völlig unterschiedliche Typen". Sie unterstützen ihn dabei, seinen Kopf in Topform zu bringen. Manchmal mit sehr ungewöhnlichen Methoden wie dem Eisenbiegen. Die Stange hat tatsächlich Stäbler von der Baustelle seines eigenen Hauses mitgebracht. Die Aufgabe: Den Stab nicht mit Händen oder Füßen verbiegen, sondern mit dem Hals. Ausgerechnet mit dem weichen und äußerst verletzlichen Hals.

Die Sonne scheint an diesem Tag im August, aber die Stimmung ist angespannt. Stäbler und Bischoff stehen sich wie bei einem Duell gegenüber. Zwischen ihnen die gut zwei Meter lange Eisenstange, die von beiden unterhalb des Kehlkopfes fixiert wird. Der Stab liegt waagerecht. „Eins, zwei, drei, und go", ruft Christian Bischoff, „komm, komm, komm." Frank Stäbler baut, nur mit seinem Hals, Schritt für Schritt Druck auf, immer mehr. Nach wenigen Sekunden gibt die Eisenstange plötzlich nach, verbiegt sich um 180 Grad. Stäbler und Bischoff fallen sich um den Hals. Geschafft. Ein Schrei, ein Jubel. Wieder ein Sieg über Angst und Zweifel.

„Champions müssen die Fähigkeit und den Willen haben. Aber der Wille muss stärker sein als die Fähigkeit." (Muhammad Ali)

„Durch diese Erfahrungen im Grenzbereich habe ich eine enorme mentale Stärke entwickelt", weiß Stäbler. Er erinnert sich an Momente, in denen er in den Katakomben einer großen Arena steht. Die Stimmung in der Sporthalle ist aufgeheizt. Gleich geht es im Finale um den Titel. Es geht um Gold oder Silber, um Gewinnen oder Verlieren. Die Kameras projizieren ihn in Großeinstellung auf die riesigen Leinwände der Halle. „Wenn die anderen durchdrehen, weil der Druck zu groß ist, bin ich viel cooler als sie. Ich weiß: Was ist diese Situation schon? Ich habe schon mehrmals dem Tod ins Auge geschaut."

Hält er sich für unverwundbar? „Nein, überhaupt nicht", lacht er. „Im Gegenteil. Ich bin sogar etwas vorsichtiger und sensibler geworden." Und dankbarer. Der Faktor Dankbarkeit wird dem in seinen Gewichtskategorien weltbesten Ringer im Laufe der Jahre immer wichtiger. Dankbarkeit sei die Grundlage von allem, sagt er. „Wenn du morgens aufwachst, du gesund bist, es dir gut geht und du deinen Sport machen kannst, den du liebst – das ist eine unglaubliche Waffe."

Dankbarkeit als Waffe? Stäbler erzählt von den Weltmeisterschaften 2018 in Budapest. Die Arena gleicht einem Hexenkessel. Die Luft brennt. 10.000 Fans warten auf die beiden Athleten, die gleich im Finale um den Titel kämpfen werden. Sie wollen nur einen Mann siegen sehen – und das

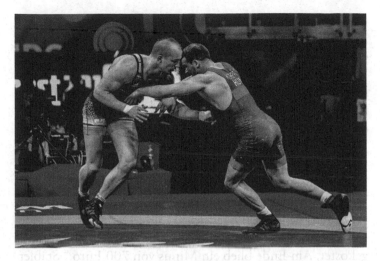

Abb. 2 Stäbler gewinnt im WM-Finale 2018 in Budapest gegen Bálint Korpási und 10.000 ungarische Fans. (© Jens Körner)

ist nicht Frank Stäbler. Die ungarischen Fans wollen ihren Landsmann Bálint Korpási zu WM-Gold schreien und den Gegner aus Deutschland einschüchtern. Aber dieser verwandelt seine innere Anspannung und den Druck in eine beeindruckende Abgeklärtheit. Sein Erfolgsrezept: „Ich war einfach nur dankbar", erzählt Stäbler. „Ich dachte: Wie geil! Ich darf hier mein Land vertreten. Ich darf jeden Moment auskosten. Ich möchte keine Sekunde vergeuden, weil ich vielleicht Angst habe." (Abb. 2).

Stäbler gewinnt das Finale nicht nur gegen seinen Gegner Korpási, sondern auch gegen 10.000 heißblütige Zuschauer und holt sich den Titel. „Das mentale Training ist genauso wichtig wie das körperliche. In Budapest ist mir das in Perfektion gelungen." Es ist sein dritter WM-Titel – nach den Erfolgen 2015 in Las Vegas und 2017 in Paris. Als erster Ringkämpfer weltweit ist Frank Stäbler damit Titelträger in drei verschiedenen Gewichtsklassen.

„Andere Weltklasse-Ringer lachen mich aus"

In großen Ringernationen wie der Türkei, Russland, Iran oder Aserbaidschan würde ein erfolgreicher Athlet wie Frank Stäbler als Nationalheld gefeiert und durch staatliche Prämien und Förderungen Millionen verdienen. Die Menschen würden ihn verehren. In Deutschland verdient der dreimalige Weltmeister im Ringen weniger als ein Zweitliga-Fußballer. Für den WM-Titel bekommt Stäbler 1500 Euro vom Deutschen Ringerbund, 500 Euro vom Württembergischen Ringerverband und 200 Euro vom Verein. Macht insgesamt 2200 Euro. „Das Geld habe ich versteuert, da blieben noch 1300 Euro. Dann habe ich eine Party geschmissen für mein Team. Das hat mich 2000 Euro gekostet. Am Ende blieb ein Minus von 700 Euro." Stäbler muss selbst laut lachen, als er das erzählt. Dabei ist es eigentlich traurig. Froh ist er, dass er seit vielen Jahren treue Partner und Sponsoren hat, die seine Leistungen zu würdigen wissen – auch finanziell.

Trotzdem weiß er: „Viele andere Weltklasse-Ringer lachen mich aus." Von den besten zehn Ringern der Welt sind sechs oder sieben Millionäre. „Was soll's?! Ich verdiene zwar viel weniger als sie, aber ich schlage sie trotzdem." Der 31-Jährige ist nicht nur Weltmeister im Ringen. Stäbler ist auch ein Meister im positiven Denken. Eigentlich könnte er verbittert sein, wenn er über Themen wie Geld oder fehlende Anerkennung spricht. Aber Stäbler ist es nicht. Er weigert sich, Vergleiche mit den Großverdienern in seiner Sportart oder in anderen Disziplinen anzustellen. „Wenn ich darüber nachdenke, ziehe ich mich selbst runter. Dann kann ich nicht erfolgreich sein. Also nehme ich die Situation an" (Abb. 3).

Stäbler liebt seinen Beruf. „Ringer zu sein ist der schönste Job der Welt. Ich kann meine Leidenschaft ausleben." Für den Schwaben ist das Ringen eine der vollkommensten

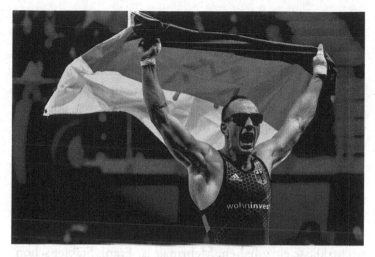

Abb. 3 „Ich verdiene zwar viel weniger als sie, aber ich schlage sie trotzdem." (© Jens Körner)

Sportarten. Ringer brauchen von allem viel. Kondition, Koordination, Technik, Kraft, Explosivität – in kaum einer anderen Disziplin muss der Athlet ein solcher Allrounder sein. „Du musst die Power haben, sechs Kämpfe an einem Tag durchzustehen. Das alles musst du unter einen Hut bekommen. Das finde ich spannend." Deshalb könne er sich auch nicht vorstellen, stundenlang auf dem Rad zu sitzen oder im Schwimmbecken seine Bahnen zu ziehen. „Das wäre mir zu monoton und zu eintönig."

Frank Stäbler ist klar in seinen Ansichten und Aussagen. Seinen muskelbepackten, durchtrainierten Körper mit einem Fettanteil von nur acht Prozent hat er in eine hellblaue Jeans und ein lässiges, langarmiges dunkelblaues Hemd gesteckt. So kann man sein Tattoo erst auf den zweiten Blick erkennen. Hinter ihm hängt ein großes Bild an der Wand. Es zeigt Frank Stäbler in Wettkampfpose. Hier ist es gut zu sehen: Das Tattoo auf seinem rechten Unterarm. „Caritas. Fides. Spes." Dieser lateinische Dreiklang der christlichen Grundtugenden Liebe, Glaube, Hoffnung ist ein Antriebsmotor für Stäbler. Vor jedem Kampf schlägt er sich dreimal auf sein Tattoo. Es sind mehr als nur Worte. Es sind Werte. Sie verleihen ihm Kraft, auch wenn er sich als nicht besonders religiös bezeichnet. „An wen oder was du glaubst, ist eigentlich völlig egal – ob an Gott, an Allah oder an deine Familie. Wichtig ist, dass du einen Glauben hast, der dich stützt, wenn es schwierig wird."

Schwierig, fast unmenschlich wird es für Frank Stäbler, wenn es an das sogenannte „Gewichtmachen" geht. Darunter versteht man den schnell herbeigeführten Gewichtsverlust vor dem Wiegen, um die Gewichtsgrenze einer Gewichtsklasse einzuhalten. Mehrmals ist Frank Stäbler schon durch diese Hölle gegangen. Zwei Mal war es besonders schlimm. 2016 vor den Olympischen Spielen in Rio, weil er aufgrund einer Fußverletzung nicht wie üblich zum Abtrainieren joggen konnte, und 2019 vor der WM in Kasachstan, als er über Monate sein Gewicht reduzieren musste. „Danach war ich wochenlang fix und fertig", sagt er (Abb. 4 – Video).

„Wenn meine Beine mich nicht mehr tragen, wird meine Seele mich weitertragen." (Muhammad Ali)

Ein letztes Mal noch in seiner Karriere wird Stäbler diese Tortur auf sich nehmen. Nach seinen drei WM-Titeln will er unbedingt eine olympische Medaille gewinnen. Die Qualifikation für die Olympischen Spiele 2021 in Tokio hat er bereits geschafft. Das Problem: Seine eigentliche Gewichtsklasse ist aus dem Wettkampfprogramm gestrichen. Mit seinem normalen Gewicht von 74,5 Kilogramm liegt er „in einer bescheuerten Mitte" zwischen den Klassen bis 67 Kilo und bis 77 Kilo. Quasi im toten Winkel. Die nächsthöhere Klasse kann er nicht erreichen, da er nicht so

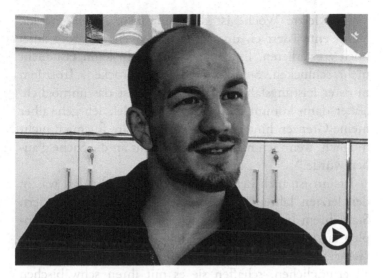

Abb. 4 Frank Stäbler im Interview
(▶ https://doi.org/10.1007/000-28d)

viel zusätzliche Muskelmasse aufbauen kann. Also wird er
in der Klasse bis 67 Kilo starten.

Die Qual des Gewichtmachens

Stäbler muss also gut acht Kilo Körpergewicht runter-
hungern und trotzdem leistungsfähig bleiben. Hierfür wird
er über drei bis vier Monate einen verwegenen Plan umsetzen und sein komplettes Leben umstellen. Training, Ernährung, Privatleben. Alles. Sukzessive wird er sein Gewicht reduzieren. Er wird sich in dieser Zeit charakterlich
verändern. Er wird gereizter sein, wenn er vom Training
nach Hause kommt. Sandra, seine Frau, wird ihn in
der letzten Woche gar nicht mehr ansprechen. Sie wird ihn
in seinem Tunnel lassen. Weil sie weiß, was ihr Mann
durchmacht.

„Die letzte Woche ist die schlimmste", weiß Stäbler. Dann entwässert er, um die letzten zwei, drei Kilo auch noch zu verlieren. Er trinkt kaum noch, kann fast nicht mehr schlucken. Sein Mund ist staubtrocken. Trotzdem muss er leistungsfähig sein. Eigentlich ist das unmöglich. „Aber dann kommt das Mentale ins Spiel. Ich gehe über meine Grenzen hinaus. Dieser Irrsinn wäre für mich nicht möglich, wenn ich nicht zu 100 Prozent an die Sache glauben würde."

Irrsinn ist auch der passende Ausdruck für das, was in den letzten Jahren in Stäblers Heimat Musberg passiert. Statt ihrem bodenständigen Ringerhelden den roten Teppich auszurollen, voller Stolz mit seinem Namen für die Gemeinde zu werben und ihm ein professionelles Training zu ermöglichen, schaffen sie es mit ihren schwäbischen Krämerseelen tatsächlich, diesen Spitzenathleten zu vergrätzen. Ein jahrelanger, absurder Streit zwischen dem Hauptverein TSV Musberg und Stäblers Ringerabteilung hinterlässt bis heute tiefe Gräben. Im Vorstand des Hauptvereins sitzt ein Mann, der das Sagen hat – und Stäbler die Erfolge missgönnt. „Energiesauger wie diesen Herrn musst du auf Distanz halten. Aber der macht immer weiter, der verklagt dich, der macht dein Umfeld fertig." Kehrwochenmentalität im Kopf.

Stäbler entscheidet sich, diesen Mann komplett zu ignorieren. „Er soll sich austoben in seinem kranken Wahn. Mich belastet das nicht." Im Gegenteil. Stäbler richtet seinen Fokus auf seine sportlichen Ziele. „Die beste Rache ist nicht, einen Rechtsstreit zu gewinnen. Die beste Rache ist mein sportlicher Erfolg." Um diesen Erfolg zu realisieren, lässt der dreimalige Weltmeister Frank Stäbler den alten Hühnerstall seines Großvaters zu einer modernen Trainingshalle umbauen. Ein Meisterwerk vom Opa, von Vater Theo und Familienfreund Uwe. Diese drei Musketiere errichten

in wochenlanger Fleißarbeit das besondere Trainings-
zentrum. Frank Stäblers Traum von einer Olympia-Medaille soll weiterleben. Im wohl berühmtesten Hühnerstall
Württembergs kann er in echter Ringeratmosphäre, also
auch mal zu lauter Musik und knackigen Bässen, professionell trainieren (Abb. 5).

Das alles geht nur, weil Stäbler einen großen privaten
Fanclub um sich geschart hat. Eltern, Bruder, Onkel, Tan-
ten, Omas, Freunde und Partner – sie alle begleiten den
Ringer seit sieben Jahren zu wichtigen Wettkämpfen rund
um den Globus. Manchmal sind bis zu 80 Leute dabei.
„Das ist wie eine große Familie. Ich habe unfassbares Glück.
Ich weiß, dass das nicht selbstverständlich ist. Auch mein
älterer Bruder Stefan ist nicht neidisch, obwohl er immer
etwas in meinem Schatten steht. Dafür bin ich ihm sehr
dankbar.“

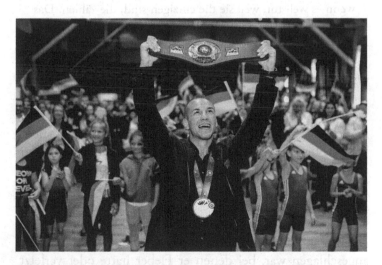

Abb. 5 Begeisterter Empfang für Stäbler im schwäbischen Musberg nach seinem WM-Titel 2017. (© Tom Weller)

„Ich habe eine riesige Wand hinter mir"
Stäbler hat sein ganzes Umfeld über Jahre hinweg gezielt gestaltet. Er umgibt sich bewusst nur mit Menschen, aus denen er Gutes ziehen kann. Diese Leute müssen nicht aus der Sportwelt kommen. „Ich hole mir die Besten aus unterschiedlichen Branchen", sagt er. „Viele Ringerkollegen leben nur in ihrer kleinen Welt. Sie sind auf der Matte und gehen dann nach Hause. Sie denken nur ans Ringen." Stäbler hingegen holt sich Input aus Bereichen wie Persönlichkeitsentwicklung oder Business. „Das macht mich mental stärker." Inzwischen zählt er knapp 30 Mann zu seinem Team: Ärzte, Physiotherapeuten, Mentalcoachs, Arbeitgeber, Trainer, Sparringspartner, Sponsoren oder Management. Stäbler spürt eine gewaltige Rückendeckung. „Außenstehende sehen immer nur *mich* auf der Matte. Aber ich habe eine riesige Wand hinter mir."

> „Ich zähle die Sit-ups nicht mit. Ich fange erst an zu zählen, wenn es weh tut, weil sie die einzigen sind, die zählen. Das macht dich zu einem Champion." (Muhammad Ali)

Es ist ein riesiger Aufwand, den Frank Stäbler betreibt, um erfolgreich ringen zu können. Der Welt- und Europameister ist nicht blauäugig. Er ist entwaffnend ehrlich, wenn er über seine Karriere spricht. „Leistungssport ist manchmal wie Krieg. Wenn du deine Leistung nicht bringst, bist du weg. Wie viele Athleten sind verletzt oder ausgelaugt!? Aber dann heißt es vom Trainer ‚Du ziehst das jetzt noch durch oder du bist raus aus dem Kader.' Dann sagst du dir eben ‚Drauf geschissen. Ich ziehe halt durch, wird schon irgendwie gehen.' Stäbler selbst hat zahlreiche Kämpfe in seinem Leben gemacht, in denen er krank oder angeschlagen war, bei denen er Fieber hatte oder verletzt war. „Ich bin überzeugt, dass es allen Leistungssportlern so geht."

Er stockt kurz. „Aber trotzdem", sagt er dann, legt seinen Kopf leicht schräg und hebt seinen rechten Zeigefinger. „Ich weiß, 10.000 Stunden Leiden für zehn Minuten Glückseligkeit stehen eigentlich nicht im richtigen Verhältnis. Aber diese zehn Minuten tragen mich mein Leben lang. Deshalb hat es sich auf jeden Fall gelohnt. Ich würde es jederzeit wieder machen."

Jetzt will er seinen großartigen Werdegang im Sommer 2021 mit einer olympischen Medaille in Tokio krönen. Danach will Stäbler seine internationale Laufbahn beenden. Nach den Olympischen Spielen will er sich für einige Monate komplett aus allem rausnehmen und das Leben ohne Training und Wettkämpfe, ohne Druck und den Gang auf die Waage genießen.

Er hat schon konkrete Pläne. Stäbler will als Motivationscoach arbeiten und an Brennpunktschulen mit Jugendlichen über ihre Ängste und Aggressionen sprechen. Vor allem aber möchte er viel Zeit mit seiner Frau und seiner kleinen Tochter verbringen. „Meiner Kleinen möchte ich Mut machen, ihre Träume zu beschützen und umzusetzen. Egal, was ihre Träume sein mögen. Es ist nicht wichtig, ob du arm oder reich bist. Es ist wichtig, dass du glücklich bist."

Am Ende kommen wir noch einmal auf Muhammad Ali zu sprechen. Stäbler erzählt, wie er vor Jahren die Biografie dieses großartigen Boxers und Aktivisten verschlungen hat. Viele Menschen, sagt er, hätten Ali nur auf das Boxen reduziert. Sie hätten nicht verstanden, dass das Boxen Ali erst der Welt vorgestellt, also bekannt gemacht habe. Erst durch diese große Popularität als Weltmeister im Schwergewichtsboxen habe Ali wichtige gesellschaftliche Diskussionen anstoßen können.

Frank Stäblers Stimme klingt sehr überzeugt, als er sagt: „Das Ringen hat mich nur der Welt vorgestellt. Das Leben danach kommt noch. Darauf freue ich mich."

Steckbrief Frank Stäbler

Geboren: 27. Juni 1989 in Böblingen
Weltmeister: 2015, 2017, 2018
Europameister: 2012, 2020
Deutschlands Ringer des Jahres: 2012, 2013, 2015, 2017, 2018
WM-Bronze: 2013, 2019
EM-Bronze 2014
Bronze Europaspiele 2015

Literatur

RP-Online.de (22.12.2014) Gesundheitszustand von Muhammad Ali deutlich verbessert. Abgerufen von: https://rp-online.de/sport/boxen/muhammad-ali-seine-besten-zitate-und-sprueche_iid-9508061#6

Karla Borger

„Als Athlet bist du austauschbar"

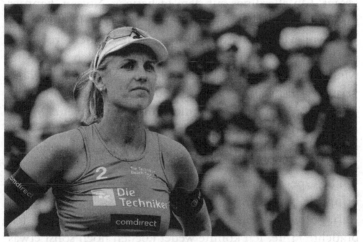

© Raasch/Fotostand/picture alliance

Elektronisches Zusatzmaterial Die elektronische Version dieses Kapitels
enthält Zusatzmaterial, das berechtigten Benutzern zur Verfügung steht https://
doi.org/10.1007/978-3-662-62552-1_4. Die Videos lassen sich mit Hilfe der
SN More Media App abspielen, wenn Sie die gekennzeichneten Abbildungen
mit der App scannen.

© Der/die Autor(en), exklusiv lizenziert durch Springer-Verlag GmbH,   **63**
DE, ein Teil von Springer Nature 2021
J. Seemüller, *Am Limit – Wie Sportstars Krisen meistern*,
https://doi.org/10.1007/978-3-662-62552-1_4

Die Schmerzen werden immer schlimmer. Jede kleinste Bewegung tut höllisch weh. Karla Borger ist es gewohnt, an ihre Belastungsgrenze zu gehen. Oder auch darüber hinaus. Aber solche Qualen hat sie noch nie erlebt. Der Rücken rebelliert. Ein Stück ihrer Bandscheibe hat sich gelöst und drückt auf einen Nerv. Die Schmerzen strahlen ins rechte Bein aus. Jeder Schritt tut weh. „Ich konnte zwei Wochen lang nur auf dem Bauch liegen", erinnert sie sich. Und das alles ausgerechnet jetzt, im Qualifikations-Zyklus für die Olympischen Sommerspiele 2016 in Rio. Es wird klar: Sie kommt um eine Operation nicht herum.

„Du bist jung. Es sollte alles in Ordnung gehen. Du wirst deinen Sport wieder ausüben können", hat der Arzt zu ihr gesagt. Ob allerdings auf dem bisherigen Niveau, kann er ihr nicht versprechen. Welch ein Dämpfer für die ehrgeizige Beachvolleyballerin. Karla Borger steht so dicht vor ihrer ersten Teilnahme an den Olympischen Spielen. Es ist ihr Kindheitstraum: Beachvolleyball spielen vor 15.000 begeisterten Fans an der Copacabana. Da will sie unbedingt dabei sein. Dafür hat sie all die Jahre alles gegeben. „Meine Partnerin Britta Büthe und ich waren auf einem guten Weg, uns für Rio zu qualifizieren. Dann 200 Tage vor Beginn der Spiele diese Diagnose. Das war ein großer Einschnitt."

Die Operation verläuft gut. Die anschließende Zeit verbringt sie bei ihrem Vater Werner und dessen zweiter Frau, Karlas Stiefmutter. Sie kann nur auf der Seite liegen. „Ich brauchte Hilfe. Ich konnte weder kochen noch sonst etwas machen." Für das umtriebige Energiebündel Karla Borger eine riesige Herausforderung. Nichts tun zu können ist eine Qual für sie. Geduld ist nicht ihre Stärke. Normalerweise steht sie ständig unter Strom. „Ich bin jemand, der gerne alles machen würde. Ich möchte mich in vielen Bereichen verbessern: Ernährung, Neuroathletik, Psychologie, regenerative Methoden – das Angebot ist unendlich. Ich würde mir wünschen, dass der Tag 48 Stunden hat. Ich muss mich oft zügeln."

So wie sie in diesen sechs Wochen Regeneration komplett herunterfahren muss. Also lässt sich die erwachsene Tochter „betüddeln". Ein komisches Gefühl ist es schon, plötzlich wieder beim Vater zu wohnen – mit 26 Jahren. Aber Karla Borger kann diese gemeinsame Zeit genießen. Ihren Vater beschreibt sie als einen sensiblen und reflektierten Menschen. Während sie eher ungeduldig und impulsiv ist, sei er „eine Art Ruhepol". Gerade in stürmischen Zeiten sei er ein großer Rückhalt für sie – und ein guter Ansprechpartner. „Wir haben damals intensive Gespräche geführt. Meine Stiefmutter habe ich auch besser kennengelernt. Es war schön."

Sportlerfamilie
Karla Borger fühlt sich in ihre Kindheit im hessischen Heppenheim zurückversetzt. Ihre blauen Augen leuchten, als sie von ihrer sportbegeisterten Familie erzählt. Ihre Mutter, Cordula Pütter, ist viele Jahre Volleyball-Nationalspielerin. Erst spielt sie erfolgreich in der Halle, später ist sie mittendrin, als das Beachvolleyball aus seinen Kinderschuhen schlüpft. Cordula Pütter wird 1995 mit ihrer Partnerin Beate Paetow erste deutsche Europameisterin im Sand. Während Karla Borgers Vater es als guter Basketballspieler bis in die 2. Bundesliga schafft, lassen sich ihre beiden älteren Brüder von der Volleyball-Leidenschaft der Mutter anstecken. Sie spielen in den höchsten deutschen Ligen.

Cordula Pütter ist früh schwanger geworden mit ihren drei Kindern. Erst nach den Geburten beginnt sie mit ihrer Beachvolleyball-Karriere. „Das wäre heute undenkbar, dass man erst drei Kinder auf die Welt bringt und dann leistungsmäßig mit Beachvolleyball anfängt", erzählt Karla Borger.

Sie erinnert sich gern an die gemeinsamen Fahrten mit Mama zu den Turnieren. „Sie hat uns Kinder in den Sommerferien im Wohnwagen mitgenommen." Für die Kleinen eine tolle Erfahrung. Sie kennen alle Spieler, sind als Ballkinder tätig und bei den Siegerehrungen dabei.

Bei einem Turnier, muss die Teampartnerin ihrer Mutter sonntags vor der Siegerehrung abreisen. Ihre Mutter nimmt stattdessen Töchterchen Karla mit zur Medaillenüberreichung aufs Podium – vor einem großen Publikum. „Ich durfte auf den Court laufen und alle abklatschen. Dieses Ausgezeichnet-Werden hat großen Eindruck auf mich gemacht. Es hat mich geprägt" (Abb. 1 – Video).

Karla Borger ist wie ihre Mutter extrem ehrgeizig. „Wenn wir uns was in den Kopf gesetzt haben, wollen wir das unbedingt erreichen", stellt sie Parallelen fest. „Für den Leistungssport ist das gut. Aber es bringt einen auch an

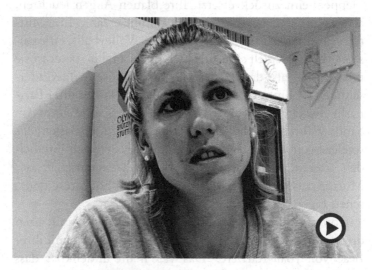

Abb. 1   Karla Borger im Interview
(▶ https://doi.org/10.1007/000-28e)

seine eigenen Grenzen." Karla Borger und ihre Mutter sind beide Sternzeichen Skorpion. Skorpione gelten als ausdauernd, belastbar, entschlossen, furchtlos und mutig. „Stimmt alles", lacht sie. Deshalb lautet auch das Motto auf ihrer Homepage: Vollgas!

Vollgas gibt Karla auch bei den sportlichen Vergleichen mit ihren Brüdern, die zwei bzw. vier Jahre älter sind. „Ich kam auf die Welt und wollte immer besser sein", sagt sie. Sie wird von den Jungs oft gepiesackt, weil sie als kleine Schwester bestimmte Dinge noch nicht so gut kann. Karla erinnert sich an eine Fahrradtour. Ein Wettrennen mit den Brüdern. Wer ist als Erster zu Hause? Die Brüder lassen die kleine Karla vorfahren und wähnen sie im Glauben, sie könne gewinnen. „Auf den letzten Metern haben sie mich dann überholt. Da war ich richtig sauer."

Unbändiger Wille

Karla Borger entwickelt schon sehr früh einen unbändigen Willen, Wettkämpfe zu bestreiten und zu gewinnen. Sie geht auf eine Eliteschule des Sports, versucht sich als Kind und Jugendliche in verschiedenen Sportarten: Leichtathletik, Tischtennis und Schwimmen. Ihr Sportlerherz verliebt sich letztlich aber ins Volleyballspiel. Mit 14 spielt sie bereits in der zweiten Liga, mit 16 bestreitet sie für den 1. VC Wiesbaden ihr erstes Bundesliga-Spiel. Karla ist die Jüngste im Team. Manche der älteren Mitspielerinnen verpassen ihr aufgrund ihres zarten Alters den Spitznamen „Karlotta". „Inzwischen gibt es nur wenige Auserwählte, die mich so nennen dürfen", schmunzelt sie. Karla, das Küken in der Mannschaft, verdient schon früh ihr eigenes Geld und steht auf eigenen Füßen.

Sie spielt zunächst nur in der Halle Volleyball – erst für Wiesbaden, später für Braunschweig, Leverkusen und Stuttgart. 2008 beginnt sie parallel zur Halle auch mit dem

Beachvolleyball. Dieses Spiel auf Sand zieht sie mehr und mehr in ihren Bann. „Ich finde es faszinierend, unter freiem Himmel spielen zu können. Es ist ein Gefühl von Freiheit. Gepaart mit der Lust, das Maximale aus mir herauszuholen." Wer im Sand erfolgreich sein will, hat ein hohes Maß an Eigenverantwortlichkeit für das, was er erreichen will. „Meine Partnerin und ich haben während des Spiels keinen Trainer, wir coachen uns selbst. Wir können auch nicht ausgewechselt werden – anders als im Hallenvolleyball oder bei anderen Sportarten. Du bist auf dem Feld und musst da durch mit deiner Partnerin – in guten und in schlechten Zeiten."

Gemeinsam mit Britta Büthe belegt Karla Borger 2008 bei den Junioren-Weltmeisterschaften in Brighton den fünften Platz. Dieser Erfolg bestärkt sie darin, ihre Aktivitäten in der Halle langsam auslaufen zu lassen und sich künftig intensiver aufs Beachvolleyball zu konzentrieren. Bei der Weltmeisterschaft 2013 im polnischen Stare Jablonki erreicht das Duo als erstes europäisches Team ein WM-Endspiel. Sie verlieren erst im Tiebreak gegen die Chinesinnen Xue Chen und Zhang Xi. Ein Riesenerfolg für Borger/Büthe. Sechs Jahre gehören die beiden zu den Top-10-Mannschaften weltweit.

Gut acht Monate im Jahr ist Karla Borger mit ihrem gesamten Team unterwegs. Sie führt wie eine Geschäftsführerin ein kleines Unternehmen. Neben ihrer Spielpartnerin gehören auch ein Trainer, ein Physiotherapeut und gelegentlich eine Sportpsychologin dazu. Sie finanziert ihr Team über Sponsoren, Siegprämien und mit dem Geld, das sie als Sportsoldatin von der Bundeswehr bekommt. Die Borger-Bande reist kreuz und quer durch die Welt von Turnier zu Turnier: Brasilien, Russland, Italien, Portugal, Polen, China oder Mexiko. Eine aufwendige Hatz nach Weltranglistenpunkten. Aber: „Es ist ein Privileg, so viel von der Welt sehen zu können", sagt Borger. „Ich versuche, mich immer einzulesen und viel zu lernen über das jeweilige Land."

Als Klimaschützerin wird sie mit ihren gesammelten Flugmeilen allerdings nicht in die Geschichte eingehen. Das ist ihr bewusst, aber nicht zu vermeiden. „Deshalb fahre ich in Deutschland viel mit der Bahn", sagt sie beinahe entschuldigend. Borger besitzt kein Auto, fährt in ihrer Wahlheimat Stuttgart nur mit dem Rad. Außerdem ernährt sie sich vegan. Das Thema Nachhaltigkeit ist ihr wichtig. „Man sollte den internationalen Wettkampfkalender so anpassen, dass man nicht von Woche zu Woche die Kontinente wechseln muss", schlägt sie vor.

„Hier ist meine Welt"
Viele Monate im Jahr ist sie mit denselben Menschen auf Achse. Da kann man sich gehörig auf die Nerven gehen. Um unnötigen Stress und Streitigkeiten zu vermeiden, legt Borger mit ihrem Team klare Regeln fest. Mit ihrer aktuellen Spielpartnerin Julia Sude gibt es die Absprache, „dass wir uns eigene Hotelzimmer leisten wollen. Das ist ein Luxus, für den wir ordentlich bezahlen müssen. Aber es ist wichtig, dass jeder einen Rückzugsort hat. Dass jeder sagen kann: ‚Tür zu. Das hier ist meine Welt.'" Wenn Borger mal keine Lust hat, gemeinsam mit den anderen aus ihrem Team essen zu gehen, dann sagt sie das und geht eben allein essen. Eine ehrliche, offene Kommunikation ist wichtig. Julia Sude und sie sitzen auch im Flugzeug voneinander getrennt. „Wir sitzen beide gern am Fenster und haben unsere Marotten. Da muss man nicht die ganze Zeit nebeneinander hocken."

Mit 32 ist Borger in einem Alter, in dem sie deutlicher wahrnimmt, was ihr guttut. Sie ist froh, wenn sie mal nicht auf Achse sein muss. Wenn sie Zeit in ihrer Wohnung verbringen kann und einen geregelten Tagesablauf hat. „Es tut gut, mal selbst einzukaufen, aus dem eigenen Kühlschrank zu leben und nicht gleich wieder die Tasche packen zu müssen." Sie hat auch besser gelernt, auf ihren Körper zu achten. „Es hat seinen Sinn, wenn er mir Signale sendet. Wenn ich heute nach einem Vormittagstraining müde bin und mich kurz hinlegen möchte, dann mache ich das für 20 Minuten. Das hätte ich früher nie gemacht."

So, wie sie 2015 die Signale ihres Körpers missachtet hat: diese immer häufiger und stärker auftretenden Rückenschmerzen. Borger hatte nur ihren Traum von der Olympia-Teilnahme 2016 in Rio im Kopf. Die Hinweise ihres Körpers hat sie ignoriert. Knapp fünf Monate ist sie durch ihre Verletzung außer Gefecht. Sie kommt in dieser Zeit ins Grübeln. Droht womöglich das Karriereende? „Ich hatte Schiss, dass ich nie wieder Sport machen kann", erzählt sie nachdenklich. „Ich war damals raus. Ich habe nichts mehr verfolgt in der Sportwelt." Manchmal kommt ihr der Gedanke, dass ein solcher Rückschlag vielleicht gar nicht so schlecht ist. „Ich habe mich endlich mal wieder um andere Dinge gekümmert und war raus aus meiner Volleyball-Blase." Einen Plan B für eine Zeit ohne den Leistungssport hat sie nicht.

Die Bandscheiben-Operation verläuft erfolgreich. Die anschließende Reha bei ihrem Vater tut ihr gut. „Ich bin da positiv rausgekommen", sagt sie. Sie will auf keinen Fall die Olympischen Spiele vom heimischen Sofa anschauen. Sie will auf dem Feld stehen. In Rio. An der Copacabana. Sie will unbedingt dieses Olympia-Ticket. Dabei ist das Duo Borger/Büthe durch die Verletzungspause zwischenzeitlich in der deutschen Rangliste von Platz eins auf Rang vier zurückgefallen. Aber nur zwei deutsche Teams dürfen bei den Sommerspielen dabei sein. „Es hat damals keiner mehr an uns geglaubt", erinnert sie sich. Dennoch probieren sie alles. „Wir haben uns den Arsch aufgerissen. Wir wussten, wir müssen jetzt bei den Qualifikationsturnieren punkten und Ergebnisse abliefern."

Mit einem Körper, den Borger erst einmal „neu finden und neu einstellen" muss. Schon bei bestimmten Bewegungen oder leichten Schmerzen ist sie unsicher: Ist das normal? Gehört der Schmerz dazu? Ist das jetzt schon wieder ein Problem? Sie kann nur aufrecht sitzen – ob im Flugzeug oder auf dem Sofa. Es dauert, bis sie sich wieder fit fühlt. „Wir haben so trainiert, dass ich auf dem Feld überlebe." Es geht irgendwie. Mit viel Anstrengung, Selbstdisziplin und Optimismus. Gleich bei den ersten beiden Turnieren nach der Verletzung belegen Borger/Büthe vordere Plätze. Bei einem Qualifikationsturnier in Rio gibt es einen wichtigen Moment. Die Deutschen liegen gegen ein Team aus den USA im entscheidenden Satz mit 11:14 zurück. Eigentlich ist das Match verloren. „Dann habe ich alles rausgehauen mit zwei Assen. Am Ende haben wir den Satz mit 16:14 gewonnen. Das gab uns einen richtigen Push."

„Ich verrenne mich manchmal"

Karla Borger ist es, die ihre eher sachlich-zurückhaltende Partnerin Britta Büthe mit ihrer energiegeladenen, positiven Art immer wieder mitreißt. Ihre Zuversicht, doch noch den Sprung zu den Olympischen Spielen schaffen zu können, wächst von Woche zu Woche. „Wir schaffen das", motiviert sie ihre Teamkollegin regelmäßig. Irgendwann glaubt auch Britta Büthe daran. Borger ist der Typ Leader. Mit ihrer Power, Leidenschaft und Intensität kann sie bei anderen ein Feuer entfachen. Das ist eine große Stärke. Aber ihre manchmal überbordenden Gefühle können auch zur Schwachstelle werden. Wenn sie sich zu verbissen in eine Sache hineinsteigert.

Damit die emotionalen Ausschläge nicht zu extrem verlaufen, arbeitet sie mit einer Psychologin zusammen. „Ich verrenne mich manchmal und kann in bestimmten Situationen nicht genau abschätzen, ob es sich in eine positive oder negative Richtung entwickelt." Die Psychologin hilft ihr, mit Stresssituationen umzugehen – im sportlichen und privaten Bereich. Mindestens einmal pro Woche findet dieser Austausch statt. „Sie ist eine außenstehende, aber trotzdem nahestehende Person. Sie hilft mir, meine Richtung zu finden."

Vier Wochen vor Beginn der Olympischen Spiele haben sie das Unmögliche geschafft. Borger/Büthe haben sich für Rio qualifiziert. Borger erfüllt sich ihren Kindheitstraum. „Das muss man erlebt haben. Es war einmalig." Mit anderen Topsportlern aus aller Welt im Olympischen Dorf zu wohnen, die Spiele vor der beeindruckenden Kulisse an der Copacabana zu absolvieren – das ist besonders. „Der Weg nach Rio hatte letztlich coolere Momente als die Spiele selbst", zieht sie ein etwas überraschendes Fazit. Rio ist nur der Abschluss einer langen, beschwerlichen und spannenden Reise. Borger/Büthe belegen einen guten neunten Platz. In Deutschland nehmen nur eingefleischte Beachvolleyballfans davon Notiz (Abb. 2).

Im Fokus der Medien steht ein anderes Beachvolleyball-Duo aus Deutschland. Kira Walkenhorst und Laura Ludwig haben sich den Olympiasieg geholt. Ihre Goldmedaille ist eine von 42 Medaillen, die das deutsche Team in Brasilien holt. Deutschland belegt damit Platz fünf im sogenannten Medaillenspiegel – deutlich hinter den USA, Großbritannien, China und Russland. Für die Politik und die deutschen Sportfunktionäre offensichtlich eine zu magere Ausbeute. Nach Rio werden Forderungen laut, bei den Sommerspielen 2020 in Tokio, die wegen der Corona-Pandemie auf 2021 verschoben werden, müssten ein Drit-

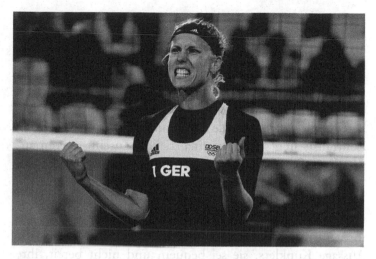

Abb. 2 Das fast Unmögliche geschafft: Karla Borger bei den Olympischen Spielen 2016 in Rio. (© Sebastian Kahnert/dpa/picture alliance)

tel mehr Medaillen her. Borger platzt angesichts solcher Ansprüche der Kragen. „Wie sollen wir denn als deutsche Athleten mehr Medaillen holen, wenn in anderen Ländern gedopt und manipuliert wird? Das ist doch ungerecht. Außerdem reichen die Gelder bei uns vorne und hinten nicht."

„Es sollte nicht allein um Medaillen gehen"
Überhaupt nervt sie der permanente Blick auf den Medaillenspiegel. Natürlich hat sie als Kind auch immer fasziniert geschaut, wie viele Medaillen Deutschland pro Wettkampftag geholt hat. „Aber das ist old school. Der Medaillenspiegel dürfte von den Medien gar nicht mehr gezeigt werden. Er gibt ein völlig falsches Bild ab. Es sollte im Sport nicht mehr allein um Medaillen gehen." Überhaupt müsse der Leistungssport in unserer Gesellschaft neu definiert werden. Borger geht bei diesem Thema so aus der

Haut, weil sie die erhöhte Erwartungshaltung der Verbände am eigenen Leib erfahren muss. Der Deutsche Volleyball-Verband (DVV) hat nach Rio entschieden, die besten Mannschaften im Beachvolleyball an einem zentralen Bundesstützpunkt in Hamburg zusammenzuziehen und trainieren zu lassen. Offensichtlich hat der Verband von höherer Stelle entsprechende Anweisungen bekommen. Ohne Zentralisierung sollen die finanziellen Zuschüsse vom zuständigen Bundesinnenministerium gekürzt werden.

DVV-Sportdirektor Andreas Künkler macht Druck – auch auf Borger und ihre neue Partnerin Magareta Kozuch (Britta Büthe hat nach den Olympischen Spielen in Rio ihre Karriere beendet). Besonders hart trifft Borger die Aussage Künklers, sie sei bequem und nicht bereit, ihre Komfortzone zu verlassen. Sie soll möglichst umgehend nach Hamburg umziehen und mit dem Training am Stützpunkt beginnen. Dabei ist vieles völlig unklar: Es gibt in Hamburg noch kein festes Trainerteam, Borger/Kozuch befinden sich bereits in der selbst gezahlten Saisonvorbereitung, und finanziell geregelt ist auch fast nichts. Karla Borger ist entsetzt.

Vor allem über die Unwissenheit des damaligen DVV-Präsidenten Thomas Krohne. Sie erinnert noch genau eine Skype-Konferenz mit dem gesamten Präsidium des Verbands. Borger befindet sich grade im Trainingslager auf Teneriffa. Plötzlich fragt Krohne, ob sie einen Freund habe. Eine eigenartige Frage bei einer geschäftlichen Videokonferenz. „Ist das relevant, dass ich das hier vor allen Beteiligten erzähle?" Borger wundert sich. „Wenn sie es unbedingt wissen möchten: Nein, ich habe keinen Freund." Daraufhin meint der DVV-Präsident: „Warum haben Sie dann öffentlich erzählt, dass Sie nur Ihre Leistung bringen können, wenn Sie in Stuttgart neben Ihrem Freund aufwachen können und nicht, wenn Sie in Hamburg trainieren?" Karla Borger grinst in sich hinein und sagt: „Oh, Sie verwechseln mich mit einer anderen Spielerin." Krohne, der Boss des DVV, hat die Olympia-Teilnehmerin Karla Borger für Chantal Laboureur gehalten, eine andere Spitzen-Beachvolleyballerin. „So etwas respektiere ich nicht." Borger ist noch heute verärgert, wenn sie darüber spricht. „Der Präsident und der Sportdirektor waren Macht-menschen. Sie haben uns an die Wand gedrückt und die Pistole auf die Brust gesetzt."

Der Konflikt spitzt sich zu. Borger/Kozuch weigern sich, nach Hamburg umzuziehen. Über viele Jahre hat sich Borger ein eigenes, selbst finanziertes und eingespieltes Trainer- und Betreuerteam am Olympiastützpunkt in Stuttgart aufgebaut. Es ist ihr wichtig, in einem vertrauten Umfeld zu trainieren. „Zentralisierung ist vielleicht in eini-gen Sportarten sinnvoll. Aber ich bin kreativer, wenn ich für mich selbst verantwortlich bin. Dann kann ich mehr aus mir herausholen." Außerdem findet sie es kontra-produktiv, regelmäßig ihren nationalen Konkurrentinnen zu begegnen. Aber genau das wäre an einem zentralen Stützpunkt passiert.

Unfaire Behandlung

Der Verband versucht, die renitente Borger zu zermürben. Fast ein Jahr lang dauert dieser unschöne Disput zwischen dem DVV und seiner Topspielerin. „Das Verhalten des DVV war richtig mies." Freigeist Borger fühlt sich unfair behandelt. Überhaupt widert sie kaum etwas mehr an als Ungerechtigkeiten. Diese Haltung hat sie von ihren Eltern übernommen. Vater und Mutter sind politisch sehr aktiv, gehen auf Demos und setzen sich für Gerechtigkeit ein. Wie ihre Eltern ist Borger ein kritischer Geist. Sie kümmert sich um die jungen Athleten am Olympiastützpunkt in Stuttgart, sie ist Gründungsmitglied bei „Athleten Deutsch-

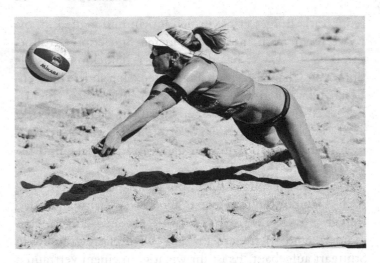

Abb. 3   Karla Borger, die Kämpferin – nicht nur auf Sand. (© Tom Bloch/Beautiful Sports/picture alliance)

land" und Athletensprecherin der Nationalteams. „Ich möchte nicht nur Sport treiben, sondern auch über den Tellerrand schauen", sagt sie (Abb. 3).

Ihr Aufbegehren missfällt den Herren beim deutschen Volleyballverband. Wer aufmuckt oder sich gar widersetzt, wird sanktioniert. So funktioniert das System. Nach den Olympischen Spielen in Rio verweigert der DVV dem Duo Borger/Kozuch den Status „Nationalteam". Der Verband streicht die beiden Athletinnen mehrfach von der Startliste hochkarätiger Turniere, nominiert stattdessen Nachwuchsteams. Sportlich gesehen eine Farce. Auch dem Weltverband sind die Hände gebunden. Er darf Borger/Kozuch nicht starten lassen, obwohl es bei bestimmten Turnieren noch freie Startplätze gibt. „Es gab nichts zu tun für uns. Dieses Machtlose ist für mich schlimm gewesen."

Borger verliert immer mehr Weltranglistenpunkte. Keine Turniere, keine Punkte, keine Siegprämien. Finanziell wird es eng für das Team. „Es ging um meine Existenz", blickt sie zurück. Sie überlegt, gegen den Verband zu klagen, tut es aber nicht. Sie weiß, ein möglicher Prozess würde sich wahrscheinlich über Jahre hinziehen. Bis zu einer juristischen Entscheidung wären die Olympischen Spiele in Tokio vorbei. Erst Ende 2017 wird der Streit beigelegt. Kurz darauf kommt es zu einem personellen Wechsel an der Spitze des DVV. Der neue Präsident René Hecht, ein ehemaliger Volleyballer, versucht, integrativer zu arbeiten. „Jetzt ist es besser", erzählt Borger. „Solange wir als Nationalteam erfolgreich sind, können sie nichts gegen uns sagen."

Trotzdem hinterlässt der Streit mit der alten Verbandsführung Narben. Auch jetzt, Jahre später, erhöht sich ihr Blutdruck. „Dass sie so weit gegangen sind, hätte ich nie gedacht. Sie haben mehr oder weniger auf mich geschissen. Ihnen war das komplett egal. Du bist als Athlet austauschbar. Dieser Missstand, dass wir als Sportler zu wenig gehört werden, zieht sich durch die komplette Sportwelt. Das fühlt sich nicht gut an."

Ein Freitag im Dezember 2017. Karla Borger ist auf dem Weg zu Werbeaufnahmen nach Berlin. Sie ist etwas spät dran, rennt zu ihrem Gate auf dem Stuttgarter Flughafen. Ein Blick aufs Handy verrät, dass ihr Frauenarzt versucht hat, sie zu erreichen. ‚Was will der denn von mir!?', schießt es ihr durch den Kopf. Kurz vor der Sicherheitskontrolle wählt sie seine Nummer. „Du musst mir versprechen, dass du es nicht googelst", beginnt er das Gespräch. „Okay", antwortet Karla Borger etwas verdutzt. „Dann erzählte er mir, dass sie bei einer Krebsvorsorgeuntersuchung etwas gefunden hätten. Wann ich denn vorbeikommen könne." Bei ihr sind bösartige Zellen im Gebärmutterhals festgestellt worden. Der Arzt versucht, sie zu beruhigen. Es reiche, wenn sie am Montag bei ihm vorbeikäme. Doch Beruhigen funktioniert nicht.

Chaos im Kopf

Borgers Welt gerät aus den Fugen. In ihrem Kopf herrscht Chaos. Ein Gedankenkarussell setzt sich in Bewegung und nimmt an Fahrt auf. Sie macht sich Sorgen. Gebärmutterhalskrebs!? Ausgerechnet bei ihr, der durchtrainierten, topfitten Leistungssportlerin? Dieses Thema ist komplett Neuland für sie. „Ich hatte das bis dahin noch nie bei einer Freundin oder Bekannten gehört." Ein Glück, dass ihre Stiefschwester Frauenärztin ist. Sie ist Borger eine große Hilfe, klärt sie medizinisch auf.

Gebärmutterhalskrebs ist eine seltene Erkrankung. Von den 42 Millionen Frauen, die in Deutschland leben, bekommen im Jahr etwa 6200 Frauen die Diagnose, 1700 Frauen sterben daran. Auslöser ist in der Regel eine Virusinfektion im Genitalbereich. Das Virus wird fast ausschließlich durch Geschlechtsverkehr übertragen. Selbst Kondome sind kein ausreichender Schutz vor den Viren, da die Erreger bereits durch Hautkontakt im Intimbereich übertragen werden können. In frühen Stadien verursacht Gebärmutterhalskrebs meist keine Symptome. Das ist das Tückische.

Auch Borger hat nichts bemerkt. „Es kann sein, dass ich das Virus schon länger habe. Es war ein Glückstreffer, dass mein Arzt es entdeckt hat." Es gibt mehrere Stufen bei dieser Erkrankung. Karla hat Stufe vier, das ist die Vorstufe von Krebs. In solch frühen Stadien ist die beste Therapie eine Operation. Der Tumor wird vollständig herausgeschnitten. Fünf Tage nach dem Anruf wird Borger operiert. Der Eingriff geht schnell und ohne Komplikationen über die Bühne. Einige Wochen darf sie ihren Bauch nicht anspannen und keinen Sport machen. Trotzdem fängt sie wieder recht früh damit an. Der Sport hilft ihr als Therapie. Denn für die Psyche einer Frau ist ein Eingriff an der Gebärmutter eine enorme Belastung. „Das hat mich mitgenommen", sagt sie. Dieser Eingriff habe sie verändert. „Ich bin emotionaler geworden. Ich ernähre mich gesünder als vorher. Ich bin auf jeden Fall achtsamer geworden."

Eine Erkrankung an der Gebärmutter ist eine sehr private, sogar intime Sache. Trotzdem spricht Karla Borger öffentlich darüber. Sie will aufklären. „Wenn ich erreiche, dass zwei oder drei Mädchen frühzeitig zum Frauenarzt gehen und das abklären lassen, dann habe ich schon viel bewirkt."

Seit 2019 hat Karla Borger eine neue Teampartnerin. Sie kennt Julia Sude schon seit ihrer Kindheit. Sie haben schon zusammen im Sand gespielt, als Borgers Mutter Cordula Pütter, und Julias Vater, Burkhard Sude, als Beachvolleyball-Pioniere 1993 am Timmendorfer Strand um die erste deutsche Meisterschaft rangen. Beide passen perfekt zusammen. Hier die impulsive, extrovertierte und schlagkräftige Karla Borger, eine der besten Abwehrspielerinnen der Welt. Dort die ruhige, ausgeglichene, kopfgesteuerte Julia Sude, eine der weltbesten Blockspielerinnen.

Neue Partnerin, neuer Titel

Julia Sude hat sich von ihrer bisherigen Partnerin Chantal Laboureur getrennt. Das sorgt in der Szene für einigen Wirbel. Denn Laboureur steht plötzlich alleine da und muss sich neu orientieren. Aber so ist das nun mal bei Beziehungen – ob im Sport oder im Privaten. Wenn sie enden, ist es für denjenigen, der verlassen wird, bitter. Aber Sude ist nicht mehr überzeugt von dem gemeinsamen Weg mit Laboureur und entscheidet sich für Karla Borger. „Wäre Julia glücklich gewesen, hätte sie meine Anfrage zurückgewiesen", sagt sie. „Für mich ist das Business." Jetzt hat sie ihre Wunschpartnerin.

Der Erfolg gibt ihnen recht. Im Sommer 2019 holen sich Borger/Sude am Timmendorfer Strand den deutschen

Meistertitel. Auch der Start ins Jahr 2020 gelingt. Doch dann bricht weltweit die Corona-Pandemie aus – mit drastischen Folgen. Die Weltserie im Beachvolleyball wird unterbrochen, die Weltrangliste Mitte März eingefroren. Borger/Sude stehen als bestes deutsches Nationalteam auf Platz 14.

Die Olympischen Spiele in Tokio werden ins Jahr 2021 verschoben. Karla Borger und Julia Sude dürfen wegen der Infektionsgefahr viele Wochen lang nicht am Olympiastützpunkt in Stuttgart trainieren. Sie versuchen, sich zu Hause mit Übungen fit zu halten. „Home-Workout" nennen sie das. Eine skurrile Zeit, in der Borger sehr auf sich selbst zurückgeworfen wird und in der Luft hängt. Wenig soziale Kontakte, kein vernünftiges Training, kein Olympia-Feeling. Das nervt. „Ich fühlte mich wie ein Kind, dem Weihnachten vor der Nase weggeschnappt wird" (Abb. 4).

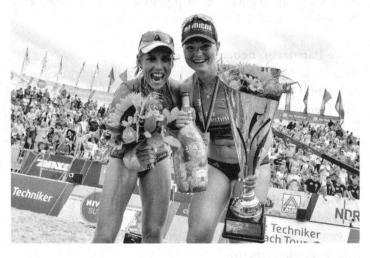

Abb. 4   Borger gewinnt mit ihrer neuen Partnerin Julia Sude 2019 den deutschen Meistertitel. (© Tom Bloch/Beautiful Sports/picture alliance)

Im Juni dann die Lockerungen. Ihr Manager organisiert ein Turnier in Düsseldorf, die Beach-Liga. Vier Wochen Spielpraxis unter strengsten Auflagen und mit aufwendigen Hygienemaßnahmen. Auch wenn keine Zuschauer dabei sein dürfen: Endlich wieder Wettkampfpraxis. Endlich zurück in den Sand. Karla Borgers Traum lebt weiter. Sie will unbedingt zu den Olympischen Spielen im Sommer 2021. Es wäre ihre zweite Olympia-Teilnahme. Noch ein Grund mehr, dass ihre beiden älteren Brüder stolz auf sie sind. Das ist Karla Borger wichtig. Bis heute.

Sie erzählt die Geschichte, dass einer ihrer Brüder früher mal in das Poesiealbum eines Freundes geschrieben hat. Auf die Frage, was oder wen er nicht mag, antwortet er: „Meine Schwester". Viele Jahre später schickt Borger ihrem Bruder ein Foto von diesem Eintrag. Daraufhin schreibt er liebevoll zurück: „Ich habe dich sehr gern, Schwesterchen."

Steckbrief Karla Borger

Geboren: 22. November 1988 in Heppenheim
Vize-Weltmeisterin 2013 (mit Britta Büthe)
EM-Bronze 2016 (mit Büthe)
Deutsche Meisterin 2014 (mit Büthe) und 2019 (mit Julia Sude)
Platz 9 bei Olympischen Spielen 2016 in Rio (mit Büthe)
Tochter von Cordula Pütter, Beachvolleyball-Europameisterin 1995

Gerald Asamoah

„Meine Kinder sollen nicht das Gleiche durchmachen"

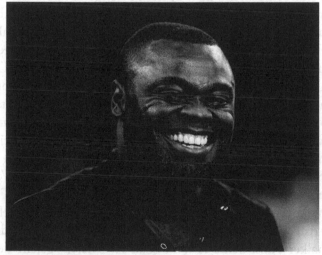

© Norbert Schmidt/picture alliance

Elektronisches Zusatzmaterial Die elektronische Version dieses Kapitels enthält Zusatzmaterial, das berechtigten Benutzern zur Verfügung steht https://doi.org/10.1007/978-3-662-62552-1_5. Die Videos lassen sich mit Hilfe der SN More Media App abspielen, wenn Sie die gekennzeichneten Abbildungen mit der App scannen.

© Der/die Autor(en), exklusiv lizenziert durch Springer-Verlag GmbH, DE, ein Teil von Springer Nature 2021
J. Seemüller, *Am Limit – Wie Sportstars Krisen meistern*,
https://doi.org/10.1007/978-3-662-62552-1_5

Da ist es. Dieses breite, einnehmende Lachen. Gerald Asamoah hat die riesige Lounge in der Schalker Fußball-Arena betreten. Wie auf Knopfdruck herrscht eine entspannte, herzliche Atmosphäre. Kein verbales Abtasten, keine aufgesetzten Floskeln. Er flachst, macht lockere Sprüche. Asamoah wirkt auf Anhieb wie ein guter Kumpel. Er passt perfekt hierher. Denn Schalke 04 ist der Kumpel- und Malocherklub im Ruhrpott. Elf Jahre spielte Asamoah für den Klub in der Bundesliga, heute ist er Koordinator der Lizenzspielerabteilung.

Es wäre naheliegend, sich zur Begrüßung die Hand zu geben, aber es ist Corona-Zeit. Wir bleiben räumlich auf Distanz und reden über die sogenannten „Geisterspiele" in der Bundesliga. Also über Spiele in riesigen Fußballstadien ohne Fans und ohne Stimmung. Auf dem Rasen agieren die Teams mit jeweils elf Mann, aber der zwölfte Mann fehlt: die Fans und die Freunde. Die Zuschauerränge sind leer. „Fußball ohne Fans hat kein Leben", sagt Asamoah. „Da fehlt die Atmosphäre. Als Profi lebst du aber genau davon. Du willst vor vielen Zuschauern spielen. Im eigenen Stadion weiß ich, dass ich zu Hause bin und dass die Fans mich unterstützen. Sie geben dir Kraft, eine bessere Leistung abzuliefern."

So erlebt er es selbst in seiner langen Fußballkarriere. Vor allem in seinen Jahren im königsblauen Trikot des FC Schalke 04. Mit seiner Lockerheit und seinem ungekünstelt-charismatischen Auftreten dribbelt er sich in die Herzen der Schalker Fans. Seine Art, Fußball zu spielen, gefällt den Leuten im Ruhrgebiet. Asamoah ist kein fußballerischer Feingeist, er arbeitet auf dem Platz, hängt sich voll rein. Er ist ein Wühler ohne viel Schnörkel. Mit Einsatz, Schweiß und Willen erreicht er genauso viel wie andere, die mit filigraner Technik glänzen. Bis heute nennen sie ihn hier einfach nur „Asa". „Die Fans haben gemerkt, dass ich ein ehrlicher Typ bin, der für den Verein alles gibt. Sie haben mich schnell akzeptiert" (Abb. 1).

Pfiffe als Motivation
Nicht alle Fans lieben Asamoah. Vor allem die Anhänger von Borussia Dortmund sind nicht gut auf ihn und auf Schalke zu sprechen. Diese Abneigung beruht auf Gegenseitigkeit. Schalke und Dortmund sind die großen Rivalen im Revier. Entsprechend hitzig und emotional verlaufen die sportlichen Duelle, die als „Mutter aller Derbys" gelten. „Wenn du jahrelang auf Schalke spielst, dann weißt du, was für eine Bedeutung dieses Derby hat", erzählt Asamoah.

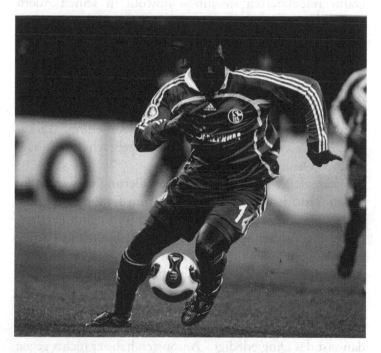

Abb. 1 Publikumsliebling Asamoah. Die Schalker Fans mögen seine Art – auf und neben dem Platz. (© Franz-Peter Tschauner/ dpa/picture alliance)

„Ich brauchte immer diese leichte Antipathie meines Gegen-
parts, um zu zeigen, dass wir besser sind." Bei Spielen gegen
Dortmund pflegt Asamoah ein Ritual. Während seine Mitspieler zum Warmmachen auf den Platz laufen, verharrt
Asamoah bewusst noch einige Sekunden im Spielertunnel
„Ich wusste, wenn ich als Letzter rauskomme, pfeifen die
BVB-Fans mich alle aus. Ich habe das geliebt, beschimpft
und ausgepfiffen zu werden. Das hat mich zur Höchst-
leistung angetrieben. Es war meine Art, Fußball zu spielen."

Motivation, ja. Hass, nein. „Ich habe nie gesagt, dass ich
Dortmunder hasse." Er kenne Tausende BVB-Fans, die zu
ihm sagten, er sei ehrlich und gebe alles für seinen Klub.
Dafür respektierten sie ihn – obwohl in seinen Adern
königsblaues Blut fließt. Das Derby am 18. August 2007
wird Asamoah niemals vergessen. In der 51. Minute prallen
Asamoah und Dortmunds Torwart Roman Weidenfeller
zusammen. Eigentlich ein normaler Zweikampf. Doch zwischen den beiden kommt es zu einem Wortgefecht. Asamoah ist sich sicher, dass Weidenfeller ihn als „schwarzes
Schwein" beschimpft. Eine rassistische Äußerung. „Er hat
eine Wortwahl benutzt, die nicht angebracht war", sagt
Asamoah heute etwas milder.

Weidenfeller bestreitet, die Formulierung verwendet zu
haben. Trotzdem wird der Torwart vom DFB-Sportgericht
wegen einer „herabwürdigenden und verunglimpfenden"
Äußerung zu drei Spielen Sperre und 10.000 Euro Strafe
verurteilt. „Ich glaube nicht, dass er ein Rassist ist", sagt
Asamoah über Weidenfeller. Ihn stört allerdings bis heute,
„dass er mich als Lügner hingestellt hat, obwohl er wusste,
was er gesagt hat. Ich bin eine ehrliche Person. Wenn ich
einen Fehler mache, dann sage ich ‚Das war Scheiße', und
dann ist das Ding erledigt." Ansonsten habe er nichts gegen
die Person Weidenfeller, „obwohl er beim falschen Verein
gespielt hat", grinst er augenzwinkernd. Später haben sie
mal über die Angelegenheit geredet. Freunde werden die
beiden aber wohl nicht mehr.

So findet Asamoahs Abschiedsspiel im November 2015 ohne Weidenfeller statt. Es wird eine große Sause zu seinem Karriereende. Die Schalke-Arena ist mit 64.000 Zuschauern ausverkauft. „Fans sind nicht dumm. Sie merken, wer ehrlich ist und wer nicht. Mit ihrem Erscheinen haben sie mir gezeigt, dass sie mich lieb gewonnen haben. Das war unglaublich toll." Bei der Abschiedsrede versagt mehrmals seine Stimme. Es ist ein großer emotionaler Moment gegenseitiger Wertschätzung. Asamoah, diesem gestandenen Bundesliga-Profi und 43-maligen deutschen Nationalspieler, laufen Tränen über die Wangen. Auch viele Fans weinen vor Rührung.

Barfuß kicken auf Sand

An diesem Abend sind mehr Fans im Schalker Stadion, als Menschen in Asamoahs Geburtsort leben. Mampong im Süden Ghanas hat etwa 20.000 Einwohner. Auf großen Plantagen wird Kakao, Kaffee oder Tabak angebaut. Hier wächst Asamoah auf. Seine Eltern fliehen kurz nach seiner Geburt aus politischen Gründen nach Deutschland. Sein Vater hat als Journalist gearbeitet und eine Warnung erhalten, dass das putschende Militär Verhaftungen plane. Also lebt Gerald mit seinen zwei Schwestern Priscilla und Rexmond bei der Oma, die er liebevoll „Nana" nennt. Die Kinder schlafen auf dem Boden, die Nana hat als Einzige ein Bett. Eine eigene Toilette gibt es nicht im Haus, dafür zwei Plumpsklos im Dorf. Dass er auch einen älteren Bruder hat, der mit drei Jahren an den Folgen eines tragischen Unfalls stirbt, erfährt Asamoah erst Jahre später.

„Wir hatten nicht viel", erinnert sich der 42-Jährige. „Aber ich habe nichts vermisst, weil ich nichts anderes kannte. Ich hatte das Glück, dass wir am Tag zwei Mahlzeiten bekamen. Das war damals viel." Nach der Schule verbringt er den ganzen Tag draußen. Mit seinen Freunden bolzt er auf den Sandplätzen im Dorf, meist barfuß. Die Schuhe dienen als Torpfosten. Richtige Fußbälle aus Leder oder Kunststoff gibt es nicht. „Wir haben aus Socken Bälle gemacht. Mit denen haben wir dann gekickt." Für Gerald Asamoah ist dieses Leben völlig „normal". Die Zeit hat er in guter Erinnerung. „Meine Kindheit war sehr schön für mich. Meine Oma hat mir jeden Tag viel Liebe gegeben." Seine Mutter sieht Asamoah zum ersten Mal mit fünf Jahren, als sie aus Deutschland zu Besuch kommt. Sie hat richtige Fußbälle dabei. Dadurch ist Gerald der Held bei seinen kickenden Kumpels.

Seinen Vater William trifft er erstmals mit zehn Jahren. Da ist Asamoah grad nach Accra gegangen. In der Hauptstadt Ghanas besucht er ein Internat. Die Zeit dort ist hart. „Ich habe sehr gelitten", erinnert er sich. Es geht sehr autoritär zu. Die Lehrer sind das Maß aller Dinge. Wer ihnen widerspricht, wer sich dreckig macht oder zu spät zum Unterricht kommt, bezieht unerbittlich Prügel mit dem Stock. „Meine Persönlichkeit ist daran nicht zerbrochen", sagt Asamoah. „Aber ich bin froh, dass sich das Verständnis von guter Erziehungsarbeit in Ghana geändert hat" (Abb. 2).

Zu seinen Fußballkumpels in Mampong hat er kaum noch Kontakt. Jedes Mal, wenn er die Kleinstadt besucht, merkt er, wie die Vergangenheit verblasst ist. „Ich spüre, dass die Leute sehr enttäuscht sind, wenn ich mich nicht mehr an sie erinnern kann." Einen Menschen aber hat Asamoah nie vergessen: Mafu. Mafu kann seine Beine nicht bewegen. Sie sind gelähmt. Trotzdem spielt er in seiner Jugend mit Asamoah und den anderen Kumpels Fußball. Dabei läuft er auf seinen Händen und zieht seine Beine hinter sich her. Den Ball spielt er mit der Hand. Mafu ist verdammt schnell. „Er war der Beste, trotz seiner Behinderung. Die spielte bei uns überhaupt keine Rolle. Wir hatten gehörigen Respekt vor ihm." Vor einigen Jahren hat Asamoah seinem Freund einen Rollstuhl gekauft. „Jedes

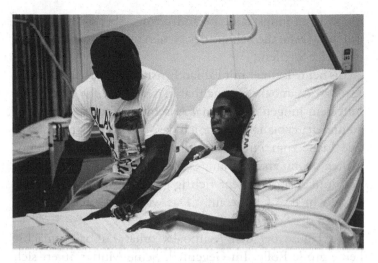

Abb. 2 Rückkehr in seine Heimat: Asamoah besucht 2011 ein Krankenhaus in Ghanas Hauptstadt Accra. Mit seiner Stiftung unterstützt er herzkranke Kinder. (© Nana Kofi Acquah/picture alliance)

Mal, wenn ich in meinem Dorf bin, besuche ich ihn." Dann lachen sie zusammen, über ihre Fußballspiele als Kinder und über Mafus heutigen Beruf. Er ist Schuhmacher geworden.

Fremdes Deutschland
Mit 12 fliegt Gerald Asamoah mit seinen Schwestern in eine andere Welt. Er kommt nach Deutschland. Nach Hannover, wo seine Eltern inzwischen Fuß gefasst haben. Alles ist ihm fremd. Die Sprache, das Wetter, die Kultur, die weiße Hautfarbe der Menschen, die Regeln, das Essen, die Kleidung. „Da waren so viele Sachen, wo ich dachte, das ist alles Luxus." Der Junge lernt die Schuhmarke mit den drei Streifen kennen. „Ich fuhr zur Schule und war ganz stolz. Ich hatte weiße Shorts an, ein weißes T-Shirt und super- schöne weiße Schuhe mit den Streifen." Er meint, er könne

die anderen Jungs damit beeindrucken. Aber die lachen ihn nur aus. Denn die Schuhe des Neuen haben nicht drei, sondern vier Streifen.

Bis heute lacht er mit Fabian Ernst über diese Geschichte. Ernst ist Asamoahs Sitznachbar in der Klasse. Der Deutsche hilft dem Jungen aus Ghana, Anschluss an diese neue Welt zu finden „Fabian war für mich da", sagt Asamoah dankbar. Die Liebe zum Fußball verbindet sie. Auf dem Schulhof kicken sie mit anderen Jungs. Weil die Schüler merken, dass der dunkelhäutige Neue richtig gut spielen kann, nehmen sie ihn in ihre Clique auf. „Das war der Durchbruch für mich in der Schule."

Zu Hause bei den Asamoahs spielt Fußball zunächst keine große Rolle. Im Gegenteil. Seine Mutter ärgert sich über die Leidenschaft ihres Sohnes und darüber, dass er meist mit Schürfwunden oder anderen leichten Blessuren nach Hause kommt. In seiner Biografie erzählt Asamoah, dass sein Vater noch ablehnender gewesen sei (Asamoah und Großmann 2013, S. 52). Er ist überzeugt, dass Gerald es beim Fußball ohnehin nicht weit bringen wird. „Wenn ich vom Training erschöpft nach Hause kam, fragte er mich, warum ich so müde sei. Das würde doch keinen Sinn machen, ich würde das eh nicht hinbekommen." Sein Vater glaubt nicht an ihn. Heute kann Asamoah dem Positives abgewinnen: „Ich bin ihm für seine Ignoranz dankbar. Genau wie später die Pfiffe gegen mich im Stadion hat mich seine negative Einstellung besonders heiß gemacht."

Geralds Eigenmotivation ist riesig. Er will unbedingt Fußballprofi werden. Dafür tut er alles. Weil seine Eltern beide voll erwerbstätig sind, muss der Junge zu Hause kräftig mit anpacken. Er ist verantwortlich für das Putzen, Staubsaugen und Wischen. Außerdem muss er sich um seinen jüngeren Bruder kümmern, der in Deutschland zur Welt gekommen ist. Häufig steht Asamoah um vier Uhr morgens auf, um zunächst eine Stunde Joggen zu gehen. Ihn treibt der Ehrgeiz an, beim Lauftraining nicht mehr zu den Langsamen zu gehören. Zu Hause macht er dann sauber, weckt seinen Bruder und belegt die Schulbrote mit Spiegeleiern. Erst danach packt er seine eigenen Sachen und macht sich auf den Weg zur Schule.

Deutschland ist ein hartes Pflaster für den Jungen aus Afrika. In Ghana, sagt er, habe er in seiner „heilen Welt" gelebt. Dort weiß er nicht, was Diskriminierung ist. Erst in Deutschland lernt er das „N-Wort" kennen. Erst hier spürt er, „dass ich anders bin." Er merkt, dass die Menschen ihn anders anschauen, er wird beleidigt und ausgelacht. Zum Beispiel in der Straßenbahn auf dem Weg zur Schule. Plötzlich, wie aus dem Nichts, schreit ihn eine ältere Frau mit hasserfülltem Blick an: „Geh doch zurück in dein Land!". Der Junge reagiert nicht, weil er nicht weiß, was er tun soll. Er ist extrem verunsichert. Allein seine Hautfarbe reicht offenbar, um Zielscheibe von Beschimpfungen zu werden.

Prügelei in der Schule
In der Schule haben es zwei Jungs auf ihn abgesehen. Sie suchen in den Pausen Streit. „Da habe ich mich dann auch mal geprügelt, als ich verstanden habe, was die Wörter ,Bimbo' oder ,Neger' überhaupt bedeuten. Das war schlimm." Immerhin kann sich der kräftige Gerald körperlich gegen die Jungs durchsetzen. Vielleicht geben ihm seine Sandwichs mit Spiegeleiern, die er immer als Pausenbrot dabei hat, die nötige Energie.

Trotzdem fühlt sich der 12-Jährige oft hilflos. Die regelmäßigen Sticheleien und Beleidigungen machen ihm zu schaffen. Zwar wohnt er jetzt in Hannover bei seinen Eltern. Aber er ist in Ghana lange Zeit ohne sie aufgewachsen. Er hat nicht gelernt, mit ihnen über solche Themen zu sprechen. Er hat viel Respekt vor seinen Eltern und will sie nicht mit seinen Problemen belasten. Sie sollen stolz auf ihn sein, nicht besorgt um ihn. „Also habe ich die ganzen Sachen in mich hineingefressen und darunter gelitten. Ich habe versucht, das schnell zu verdrängen und nach vorne zu schauen."

Anders empfindet er, wenn er sich bei Jugendfreund Fabian Ernst aufhält. Hier lernt er eine Eltern-Kind-Beziehung kennen mit viel Aufmerksamkeit füreinander, mit offen gezeigten Gefühlen und mit gemeinsam verbrachter Zeit. Ernsts Vater und Mutter sind wie zweite Eltern für Asamoah. „Ich habe sie sehr gemocht. Sie haben mich von Anfang an so genommen, wie ich bin." Fabian Ernst spielt in der Nachwuchsmannschaft von Hannover 96. Mit 15 wechselt auch Asamoah zu dem Traditionsverein, mit 18 bekommt er einen Vertrag im Drittliga-Kader. Der junge Stürmer fühlt sich wohl in der Mannschaft. „Ich wurde akzeptiert, die Fans hatten mich sehr lieb gewonnen – und dann kommst du zu so einem Spiel."

Asamoah meint diesen schlimmen Abend im Juni 1997 in Cottbus. Es geht in diesem Spiel gegen Energie Cottbus um den Aufstieg in die Zweite Bundesliga. Asamoah ist 18 Jahre jung, sein Teamkollege Otto Addo, ein Landsmann aus Ghana, 21. Die Arena in Cottbus heißt „Stadion der Freundschaft". Doch die beiden jungen Afrikaner werden behandelt wie Feinde. Bananen fliegen, Affengeräusche werden nachgeahmt, Urwaldgeräusche ertönen. „Neger raus" schreien erwachsene Menschen von den Zuschauerrängen. Mit „Steh auf, du Neger!" wird Asamoah von Cottbusser Spielern beschimpft, wenn er gefoult am Boden liegt. „Dass dir so viel Hass entgegengebracht wird, hätte ich nie gedacht. Ich wusste nicht, wie mir geschieht. Das war eine der größten Enttäuschungen meines Lebens."

Der Hass geht nach Spielende weiter. Obwohl Cottbus gewonnen hat, laufen die Fans auf das Feld und schlagen

auf Asamoah ein. Sicherheitskräfte verhindern Schlimme-
res. Der gedemütigte 18-jährige Spieler von Hannover 96
muss in die Kabine fliehen – und versteht die Welt nicht
mehr. „Ich hatte keinen, mit dem ich darüber reden konnte.
Es hat mich nach diesen Vorfällen auch keiner gefragt. Es
war schlimm zu wissen, dass ich als Mensch nicht von allen
akzeptiert bin."

Erster Schwarzafrikaner im DFB-Trikot

Diese schmerzhafte Erfahrung muss Asamoah immer wieder machen. Auch Jahre später als Spieler der deutschen
Fußball-Nationalmannschaft. Am 29. Mai 2001 gibt Gerald Asamoah beim 2:0-Sieg gegen die Slowakei sein Debüt
für das Team des damaligen Bundestrainers Rudi Völler. Es
ist ein historischer Moment. Asamoah ist der erste gebürtige
Schwarzafrikaner im deutschen Trikot. Zuvor haben mit
Erwin Kostedde und Jimmy Hartwig bereits zwei Söhne
afroamerikanischer GIs als Farbige für Deutschland gespielt. Asamoah wird eine feste Größe im Nationalteam. Er
wird 2002 in Südkorea und Japan Vize-Weltmeister, bei der
Heim-WM 2006 ist er Teil des Sommermärchens, belegt
mit Deutschland Rang drei. Die Welt ist begeistert vom
Gastgeberland. Deutschland zeigt sich in diesen Wochen
tolerant, multikulturell und bunt (Abb. 3).

Nur zwei Monate später holt ihn die bittere Realität ein.
Asamoah spielt mit Schalke im DFB-Pokal bei den Amateuren von Hansa Rostock. Schon beim Warmmachen
spürt der Stürmer den Hass, der ihm von den Tribünen
entgegenschlägt. Als das Spiel läuft, hört er bei jedem seiner
Ballkontakte Affengeräusche, Sprechchöre und Beleidigungen. Schiedsrichter Matthias Anklam fragt ihn in der
Halbzeitpause, ob er das Spiel abbrechen solle. Auch Trainer Mirko Slomka erkundigt sich, ob er überhaupt weiter-
spielen wolle. „Das war eine große Enttäuschung. Kurz

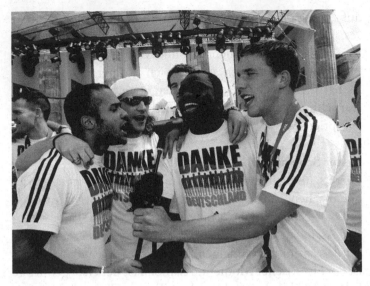

Abb. 3 Asamoah feiert mit David Odonkor, Thorsten Frings und Lukas Podolski (v.l.n.r.) Platz drei bei der WM 2006. (© Sven Simon/ picture alliance)

zuvor war ich als Deutscher mit der Nationalmannschaft erfolgreich, dann wurde ich ausgepfiffen und mit Affen- geräuschen verhöhnt."

Doch Asamoah will den Rassisten ihren Triumph nicht gönnen. Er will nicht kapitulieren und sich auswechseln lassen. Asamoah spielt weiter und gibt seine Antwort auf dem Platz. Er schießt zwei Tore, ist an sieben Treffern seines Teams beteiligt. Schalke gewinnt mit 9:1. Doch der seeli- sche Schmerz sitzt tief. Asamoah überlegt in diesen Tagen ernsthaft, aus der Nationalmannschaft zurückzutreten. Was macht es für einen Sinn, für ein Land zu spielen, dessen Fans ihn nicht wollen? Dann kehrt sein Kampfgeist zurück. Ein Rücktritt, denkt er, wäre ein Signal, im Kampf gegen Rassismus aufzugeben. Asamoahs Kampf geht weiter. Bis heute. „Aber ich bin nicht der Retter der Schwarzen in

Deutschland", betont er. Dafür sei viel mehr nötig, zum Beispiel Aufmerksamkeit im Alltag sowie eine intensive Beschäftigung mit dem Thema in Schulen und Familien.

Wir führen unser Gespräch vier Wochen nach dem Tod des Afroamerikaners George Floyd in Minneapolis/ USA. Der 46-Jährige ist bei einer gewaltsamen Festnahme durch vier weiße Polizeibeamte getötet worden. Die Welt ist schockiert, es gibt in vielen Ländern großflächige Proteste gegen Polizeigewalt und Rassismus.

Asamoah erzählt, er habe seine Tochter Jerilynn (10) gefragt, ob sie mitbekommen habe, was dort in den USA passiert sei. „Ja, klar. George Floyd und so. – Und, was sagst du? – Es war nicht schön. – Hast du so was schon mal erlebt? – Nee, und die Marleen ist doch meine beste Freundin. Wir verstehen uns sehr gut. Alles cool, Papa." Asamoah merkt in diesem Moment, dass seine Tochter nicht das Gefühl hat, anders als andere zu sein. Sie wird von allen akzeptiert – in der Schule, beim Tennis, beim Tanzen. Trotzdem macht sich der Vater Sorgen: „Wie ist das in ein paar Jahren? Wird sie dann auch so misshandelt wie George Floyd? Das ist meine Angst."

Sohn Jaden musste auf dem Fußballplatz bereits erfahren, wie jemand zu ihm das N-Wort sagt. Asamoah ist in diesem Moment zum Glück dabei und spricht sofort mit den Eltern. Der Junge entschuldigt sich. Asamoah wünscht sich sehnlichst, „dass wir es bald geschafft haben, nicht mehr über solche Themen zu reden. Ich will nämlich nicht, dass meine Kinder das Gleiche durchmachen müssen, was ich erleben musste."

Seine Familie, Frau Linda und die drei Kinder, ist das Wichtigste für den Herzensmenschen Asamoah. Er möchte ein guter Ehemann und Vater sein. „Ich fände es schön, wenn meine Kinder später einmal sagen können: ‚Mein Vater hat alles dafür getan, dass es uns gut geht. Nicht nur

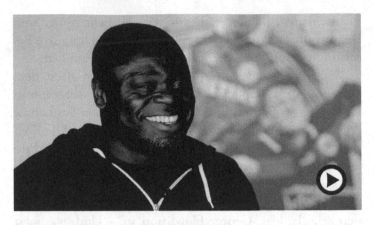

Abb. 4   Gerald Asamoah im Interview
(▶ https://doi.org/10.1007/000-28f)

materiell, sondern auch durch emotionalen Einsatz'"
(Abb. 4 – Video).

So wie er es bei Rudi Assauer, dem langjährigen Manager
des FC Schalke 04, erlebt. Assauer ist für Asamoah wie eine
Vaterfigur. 2019 stirbt er an den Folgen einer Alzheimer-
Erkrankung. Der Manager, der sich in der Öffentlichkeit
gern als Zigarre rauchender Macho gibt, holt Asamoah 1999
von Hannover 96 nach Gelsenkirchen. Das ist erstaunlich,
denn dieser Wechsel birgt ein großes Risiko für den Verein.
Ein Jahr zuvor ist bei Asamoah eine Verdickung der Herzscheidewand festgestellt worden.

Erschütternde Diagnose
Dabei beginnt alles ganz harmlos an diesem 27. September
1998. Asamoah hat beim Sieg gegen den FC St. Pauli eine
gute Leistung abgeliefert. Nach dem Spiel geht es ihm aber
plötzlich schlecht. Im VIP-Raum des Stadions in Hannover
wird ihm heiß und schwindelig. Der Kreislauf, denkt er
sich. Er löffelt eine Tasse Suppe, schon geht es ihm besser.

Vorsichtshalber wird der 19-Jährige zwei Tage später beim Internisten durchgecheckt. Die Diagnose erschüttert ihn: Verdickung der Herzscheidewand. Mit dieser Erkrankung ist nicht zu spaßen. Sie kann tödlich sein. Je dicker die Herzscheidewand, desto häufiger kann das zu Engpässen bei der Blutversorgung führen. Diese erblich bedingte Krankheit ist nicht heilbar. Das Herz muss regelmäßig untersucht werden. Der Vereinsarzt von Hannover bekommt einen Brief: Der Profi Asamoah darf nicht mehr eingesetzt werden. Spielverbot. Gerald Asamoah, der all seine Hoffnungen in eine Fußballerkarriere gesetzt hat, ist am Boden zerstört. Er weint bitterlich und fragt sich verzweifelt, was für einen Sinn sein Leben jetzt noch hat.

Asamoah ist christlich erzogen worden. In Ghana hat der Glaube einen hohen Stellenwert. Der Besuch des evangelischen Gottesdienstes am Sonntag im sauberen Kinderanzug ist Pflichtprogramm. „Wer nicht zur Kirche geht, bekommt auch nichts zu essen", sagt seine Oma, eine fromme Frau. Doch dieser Kinderglaube wird nun heftig durchgeschüttelt. „Warum ausgerechnet ich? Hat Gott was gegen mich? Warum holt er mich erst aus der Armut heraus, und dann das?", fragt sich Asamoah. Er ist voller Angst und Unsicherheit.

„Plötzlich war da kurz Hass in mir. Ein Hass gegenüber allem." Vielleicht aber ist es ein Test, denkt er sich. „Vielleicht will Gott schauen, ob ich an ihm festhalte oder weggehe." Asamoah ist ein Kämpfer. Er will gewinnen. Auch diesen Test. Er betet viel in dieser Zeit. Er ist sich sicher, nur Gott kann ihm in dieser Situation helfen. „Ich habe mich entschieden, an ihm festzuhalten." Asamoah legt ein Gelübde ab, eine Art Wette mit Gott. Sollte er tatsächlich wieder Fußball spielen können, würde er Menschen helfen, denen es schlechter geht.

Da gibt es einen Hoffnungsschimmer. Dr. Wego Kregehr, der Vereinsarzt von Hannover 96, hat einen Herzspezialisten in den USA ausfindig gemacht. In den USA hat man mehr Erfahrungen mit Asamoahs Erkrankung. Dort leben mehr Menschen afrikanischer Abstammung als in Deutschland. Sie sind von dieser Erkrankung häufiger betroffen als andere. Asamoah fliegt nach Washington. Dort wird er eine Woche lang medizinisch durchgecheckt. Am Ende steht fest: Sein Restrisiko für einen Herzstillstand unter Belastung liegt bei einem Prozent. Asamoah darf wieder kicken.

Was für eine tolle Nachricht. Der junge Mann kann es kaum fassen. Asamoah schließt mit Vereinsarzt Kregehr eine Art Vertrag: Er spielt von nun an auf eigenes Risiko. Er, der Patient, befreit den Mediziner von dessen Verantwortung. Außerdem gibt es zwei Auflagen: Asamoah muss von nun an Tabletten, einen sogenannten Betablocker, schlucken, um die maximale Herzfrequenz zu senken. Dazu muss der Verein am Spielfeldrand stets einen Defibrillator bereithalten. Ein Defibrillator ist ein medizinischer Schockgeber zur Wiederbelebung von Herz und Lunge.

Am 15. Dezember, knapp drei Monate nach seiner Schwindelattacke und nach einer Odyssee durch diverse Arztpraxen, steht Asamoah wieder auf dem Platz. Meistfotografiertes Objekt bei diesem Spiel in Karlsruhe: der Notfallkoffer inklusive Defibrillator.

Herzfehler hin, Herzfehler her. Schalke-Manager Rudi Assauer will den Offensivspieler unbedingt von Hannover nach Gelsenkirchen lotsen. Asamoah erinnert sich gut an Assauers Worte: „Ey, Junge, es ist mir egal, was du am Herzen hast. Ich will dich haben." Asamoah ist sichtlich gerührt, als er über Assauer spricht. „Ich habe damals viele Gespräche mit anderen Managern geführt. Aber keiner war wie Rudi. Für mich war klar, ich kann diesen Mann nicht enttäuschen. Er hat mir sein Herz gezeigt. Deswegen habe ich den Schritt gewagt, nach Schalke zu wechseln, obwohl mich auch andere Vereine haben wollten, die zu dieser Zeit besser dastanden" (Abb. 5).

Nächtliche Anrufe bei Assauer

Bei Assauer findet Asamoah die Wärme und Herzlichkeit, die er bei seinem eigenen Vater immer vermisst hat. Sein Vater ist ein strenger Mann, der nicht über seine Gefühle spricht. Die Fußball-Karriere seines Sohnes hat er nie gefördert, er hat ihm eher davon abgeraten. Assauer dagegen unterstützt Asamoah bedingungslos. „Ich war nicht der Heilige. Ich habe viel Mist gebaut. Aber er hat mich immer in den Arm genommen und gesagt ‚Junge, so ist das Leben. Es geht weiter.' Er war immer für mich da." Harte Schale, sensibler Kern. So lernt Asamoah den Manager in vielen Gesprächen kennen.

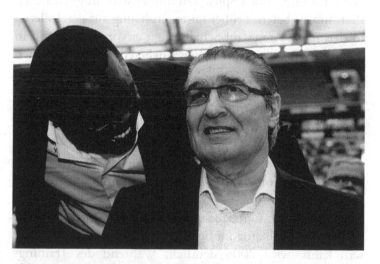

Abb. 5 Schalke-Manager Rudi Assauer war für Asamoah eine Vaterfigur. (© Ralf Ibing/firo Sportphoto/augenklick/picture alliance)

Manchmal klingelt er Assauer sogar mitten in der Nacht aus dem Bett. Wie während der Fußball-WM 2002 in Südkorea und Japan. Asamoah leidet an Jetlag und kann nicht schlafen. „Also habe ich Rudi einfach angerufen. Wir haben eine halbe Stunde gequatscht. Er hat sich Zeit genommen, mit mir zu reden." Bei Rudi Assauer darf sich Asamoah fast alles erlauben. Der Manager hat die afrodeutsche Fußballer-Frohnatur in sein Herz geschlossen. „Der steht morgens auf und lacht, der geht abends ins Bett und lacht, der lacht den ganzen Tag, und du siehst nur seine weißen Zähne", hat Assauer mal über ihn gesagt.

Elf Jahre spielt Asamoah für den Ruhrpott-Verein in der Bundesliga. Es ist eine große Liebe und eine erfolgreiche Zeit. Zwei Mal gewinnt der Stürmer mit Schalke 04 den DFB-Pokal, vier Mal wird er mit dem Klub deutscher Vize-Meister. 44 Tore erzielt der Angreifer in dieser Zeit. Offensiv geht der bekennende Christ auch mit seinem Glauben an Gott um. Vor den Spielen nimmt er sich einige Minuten Zeit, um zu beten. Früher tat er das häufig auf der Toilette. In der neuen Arena auf Schalke geht er vor dem Anpfiff in die kleine Kapelle, die sich gleich neben den Spielerkabinen befindet. Es gibt sogar Bibelstunden, zu denen er sich mit Spielern wie Marcelo Bordon, Kevin Kuranyi oder dem späteren Manager Andreas Müller trifft. Dort wird gebetet und über Gott und die Welt diskutiert. Sonntags kommt er oft im feinen Anzug zum Training. Seine Teamkollegen wissen dann: Asa fährt nach dem Auslaufen gleich weiter in die Kirche. Der Profi ist überzeugt: „Gott hat ein Riesenherz und verzeiht."

Vielleicht hat Gott auch seine Hände bei diesem Gerät namens Defibrillator im Spiel. Wie überlebenswichtig der sein kann, wird 2004 deutlich. Während des Trainings bricht Schalkes Fitnesscoach Dr. Christos Papadopoulos mit einem Herz-Kreislauf-Stillstand plötzlich zusammen.

Asamoah ist gerade im Kraftraum, der eigentlich für ihn angeschaffte Defibrillator hängt in der Kabine. Schnell herbeieilende Retter holen den Griechen mithilfe des Schockgebers zurück ins Leben. Papadopoulos sagt später zu Asamoah: „Du hast mir das Leben gerettet."

Der Fitnesstrainer ist nicht der einzige, dem Asamoah das Leben rettet. Nach seiner Wette mit Gott und dem Versprechen, sich bei Fortsetzung seiner Karriere um Hilfsbedürftige zu kümmern, hält er Wort. 2007 gründet er die „Gerald Asamoah Stiftung für herzkranke Kinder". Die Stiftung finanziert vor allem Herzoperationen in Deutschland für Kinder, die in ihren Heimatländern nur geringe Überlebenschancen hätten. Zuletzt konnten Kleinkinder aus dem Irak, aus Russland und Ägypten sowie von der Elfenbeinküste in Deutschland operiert werden – dank der finanziellen Unterstützung der Stiftung.

Gerald Asamoah, der Mann mit dem Herzfehler, hat ein großes Herz für seine Mitmenschen.

Steckbrief Gerald Asamoah

Geboren: 3. Oktober 1978 in Mampong/Ghana
Deutscher Pokalsieger 2001 und 2002
Deutscher Vize-Meister 2001, 2005, 2007, 2010
Vize-Weltmeister 2002 mit Deutschland in Südkorea und Japan
WM-Dritter 2006 mit Deutschland
43 Länderspiele für Deutschland (6 Tore)
323 Bundesliga-Spiele
Vereine: Werder Hannover, Hannover 96, FC Schalke 04, FC St. Pauli, SpVgg Greuther Fürth
Silbernes Lorbeerblatt 2006 (höchste deutsche Sportauszeichnung)
Fairplay-Preis des deutschen Sports 2011
FIFA Fair Play Award 2016 (stellvertretend für das Engagement des Fußballs für Flüchtlinge)

Literatur

Asamoah G, Großmann P (2013) „Dieser Weg wird kein leichter sein". Herbig, München

Das Videomaterial wurde freundlicherweise von der Diözese Regensburg zur Verfügung gestellt.

Grandios.Online (2020). „Es ist mir egal, was du am Herzen hast." Abgerufen von: https://www.grandios.online/es-ist-mir-egal-was-du-am-herzen-hast

Dominik Nerz

„Es war entwürdigend"

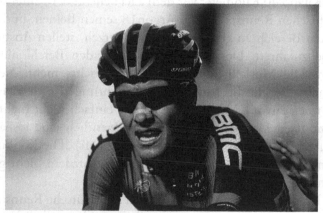

© augenklick/Roth/picture alliance

Elektronisches Zusatzmaterial Die elektronische Version dieses Kapitels enthält Zusatzmaterial, das berechtigten Benutzern zur Verfügung steht https://doi.org/10.1007/978-3-662-62552-1_6. Die Videos lassen sich mit Hilfe der SN More Media App abspielen, wenn Sie die gekennzeichneten Abbildungen mit der App scannen.

© Der/die Autor(en), exklusiv lizenziert durch Springer-Verlag GmbH, DE, ein Teil von Springer Nature 2021
J. Seemüller, *Am Limit – Wie Sportstars Krisen meistern*,
https://doi.org/10.1007/978-3-662-62552-1_6

103

Malerischer geht es kaum. Montecatini Terme ist ein eleganter Kurort in der Toskana. Die 21.000-Einwohner-Stadt liegt inmitten grün bewaldeter Hügel auf halber Strecke zwischen Pisa und Florenz. Touristen kommen hierher, um in dem berühmten Thermalbad stilvoll ihre Seele baumeln zu lassen. Es ist ein Ort der Heilung und der Genesung. Hier finden die Menschen genau das, was Dominik Nerz so bitter nötig hätte.

Der Radprofi ist an diesem sonnigen Tag im September 2016 auf dem Weg nach Montecatini Terme. Gemeinsam mit 119 anderen Fahrern hat er sich um die Mittagszeit in Arezzo zur ersten Etappe des Giro della Toscana aufgemacht. Dieses Zwei-Etappen-Rennen gehört zur zweitniedrigsten Stufe für Profirennen.

Knapp 40 Kilometer vor dem Ziel befiehlt der Fahrer des deutschen Rennstalls Bora-Argon18 seinen Beinen, in den roten Bereich zu gehen, um einen kurzen, steilen Anstieg hochzufahren. Doch die Beine setzen den Befehl nicht um. Die Muskeln streiken. Es geht nichts mehr. Nerz macht die gleiche frustrierende Erfahrung wie in vielen Rennen zuvor. „Mein Körper wollte einfach nicht mehr", erzählt er. Dabei ist diese Etappe eigentlich eine lösbare Aufgabe für einen Radprofi seines Kalibers. „Die Konkurrenz war nicht stark, aber ich habe es trotzdem nicht geschafft."

Knapp zwei Jahre vorher hat ihn der deutsche Rennstall als großen Hoffnungsträger verpflichtet. Nerz soll als Kapitän bei der Tour de France in die Top Ten fahren. Doch nur selten kann er die hohen Erwartungen erfüllen. Und jetzt verliert er schon wieder den Anschluss an die Spitzengruppe. In diesem Moment trifft der Mann aus dem Allgäu eine weitreichende Entscheidung: „Okay, das war's jetzt." Seltsam. Er merkt, wie er bei diesem Gedanken plötzlich ein leichtes Glücksgefühl empfindet.

Um 16:17 Uhr fährt Dominik Nerz in Montecatini Terme über die Ziellinie – mit über elf Minuten Rückstand auf den Sieger. Aber diese Zahlen interessieren ihn jetzt nicht mehr. Für ihn zählt nur der Entschluss, seine Karriere als Radprofi zu beenden. Dabei ist er erst vor wenigen Wochen 27 Jahre alt geworden. Eigentlich ist er im besten Radsportalter. Aber wer Dominik Nerz kennt, weiß: Wenn er sich entschieden hat, dann macht er nicht lange herum, er zieht das konsequent durch.

„Es wird nichts mehr"
Im Teamhotel versucht André Schulze, der sportliche Leiter des Rennstalls, seinen Fahrer noch umzustimmen. Er bittet Nerz, sich am nächsten Tag bei der zweiten Etappe an den Start zu stellen. Doch die Antwort fällt deutlich aus: „Nein, ich bin fertig. Es wird einfach nichts mehr." Nerz packt seine Sachen und fährt nach Hause. Er verlässt den Ort mit den heilenden Quellen, um sich selbst auf den Weg der Gesundung zu begeben.

In den Jahren zuvor hat er seinen Körper malträtiert, er ist oft über die Grenze des Zumutbaren hinausgegangen. Nerz hat schlimme Stürze erlebt und ist in die Magersucht abgerutscht. Der Druck, die eigenen Erwartungen und die Ansprüche anderer zu erfüllen, gepaart mit dem Ehrgeiz, zu den weltbesten Radprofis gehören zu wollen, haben ihn an den Rand des Todes gebracht. Seine Psyche hat rebelliert. Aber Nerz hat immer weitergemacht, bis es nicht mehr geht. Dabei war früher alles so spielerisch leicht gewesen.

Dominik Nerz stammt aus einer sportbegeisterten Familie. Er wächst gemeinsam mit seiner Schwester Annika in Neuravensburg im Allgäu auf, bis zum Bodensee sind es nur 40 Kilometer. Mutter Ulrike ist eine passionierte Skifahrerin, Vater Michael ein talentierter Skilangläufer und ambitionierter Hobbyradler. Dominik, ausgestattet mit einem enormen Bewegungsdrang, ist vor allem von dem silberfarbenen Rennrad seines Vaters begeistert. Er will auch ein solches Rad haben. Aber erst mal schicken die Eltern ihren 10-Jährigen zur Rad-Union Wangen. Hier im Verein macht er mit einer Trainingsgruppe seine ersten Ausfahrten. Dominik ist fasziniert von der Möglichkeit, auf eigene Faust die Gegend zu erkunden. „Für einen Jungen in diesem Alter war es nicht selbstverständlich, alleine 40 oder 50 Kilometer über Wald und Wiesen zu fahren." Nerz empfindet ein bislang unbekanntes Gefühl der Freiheit.

Der Junge ist ehrgeizig und zielstrebig. Bei den Trainingsfahrten will er mit den Älteren mithalten. Schon bald startet er bei seinem ersten Rennen in der Schülerklasse U13. Während es im Training äußerst diszipliniert abläuft, geht es bei diesem Rennen wild durcheinander. Gleich auf der ersten Runde wird die Straße eng. Nerz hat zwei Möglichkeiten: Entweder fährt er in einen Stacheldraht oder er fällt auf die Straße. Er entscheidet sich für den Sturz auf den Asphalt. „Es war nicht wirklich schlimm. Ich hatte mir Knie und Ellbogen aufgeschürft. Aber für mich war das in dem Moment eine schwere Verletzung." Weinend fährt er die Runde zu Ende und steigt im Ziel vom Rad.

Sein Trainer findet das etwas übertrieben. „Er hat sich die Wunden angeschaut und mit dem Daumen durchgewischt. Dann hat er mich angegangen, was ich denn hier im Ziel mache. Ich solle bitte das Rennen zu Ende fahren und nicht wegen zwei oder drei Kratzern aussteigen." Nerz lernt seine erste Lektion: Schmerzen gehören zum Radsport dazu. Anders ausgedrückt: Schmerzen werden im Radsport gern ignoriert. „Ich habe das relativ schnell verinnerlicht und konnte dann später mit weiteren Stürzen besser umgehen." Es werden schwere Stürze folgen.

Nerz lässt sich durch diese erste Bekanntschaft mit dem Asphalt nicht abschrecken. Er macht voller Lust und Tatendrang weiter. Er verfällt dem Radsport immer mehr, zumal sich schnell Erfolge einstellen. Schon bald feiert er seine ersten Rennsiege. An eine Profikarriere denkt er in dieser Zeit aber noch nicht. Den professionellen Radsport verfolgt er in seiner Jugend kaum. Er sitzt nicht, wie viele andere, stundenlang vor dem Fernsehgerät und schaut sich im Sommer die täglichen Übertragungen von der Tour de France an. Er hat auch keine Idole, obwohl der Radsport in Deutschland seit Jan Ullrichs Tour-de-France-Sieg 1997 so populär ist wie nie. „Mit dem Namen Jan Ullrich konnte ich noch was anfangen. Bei Andreas Klöden kamen aber schon die Fragezeichen. Ich kannte mich wirklich nicht gut aus."

Angst vor dem Trainer
Mit 16 stößt Nerz zum baden-württembergischen Landeskader der Junioren. Sein Trainer heißt Hartmut Täumler. Täumler, ein Kind des DDR-Sportsystems, ist seit 1990 für den Württembergischen Radsport-Verband tätig. Er ist bekannt für seine Strenge, Disziplin und harte Hand. Ein Radfahrer müsse auch mal „aus der Pfütze saufen" können, lautet einer seiner Sprüche. Nerz hat großen Respekt vor dem Mann. Einerseits habe er trainiert, weil es ihm Spaß gemacht habe, sagt er. Aber auch, „weil ich Angst vor Täumler hatte."

Die Erfolge seines Schützlings scheinen dem Trainer und seinen Methoden Recht zu geben. Mit 18 gelingt Nerz der Durchbruch bei den Junioren. In der Saison 2007 holt er zehn Siege. Zwei Jahre später wechselt er zum Continental-Team von Milram. Im Mai 2009 feiert er bei den Deutschen Meisterschaften der U23 einen großen Triumph. Im Sprint setzt er sich gegen den großen Favoriten John Degenkolb durch und holt sich den Meistertitel. Spätestens jetzt schreiben sich viele Sportdirektoren der Profirennställe seinen Namen in ihr Notizbuch.

Im September 2009 unterschreibt Nerz seinen ersten Profivertrag beim deutschen Team Milram. Der Vertrag garantiert ihm den vom Weltradsportverband UCI vorgeschriebenen Mindestlohn von 25.000 Euro im Jahr. Erstmals verdient Nerz Geld mit dem Radsport. Trotzdem lebt er irgendwie noch immer in seiner eigenen Welt. „Als man mir bei der ersten Teamleitersitzung mein Rennprogramm für die Saison vorgelegt hat, kannte ich die Hälfte der Rennen überhaupt nicht." Das klingt naiv, ist es in den Augen von Nerz aber nicht. „Ich habe mich einfach auf mich konzentriert. Ich war noch nie ein Typ, der sich groß an anderen Leuten orientiert hat." Doch seine Unbekümmertheit endet fast schlagartig mit dem Eintritt ins Profigeschäft. (Abb. 1 – Video)

Während seines ersten Trainingslagers auf Mallorca stellt er fest, dass hier ein anderer Wind weht. Seine Kollegen fahren im Training so schnell, wie er bisher nur im Wettkampf unterwegs war. Die Sprinter im Team klettern genauso schnell die Berge rauf wie er, der ein ausgewiesen guter Bergfahrer ist. Er lernt seine nächste Lektion: Alles,

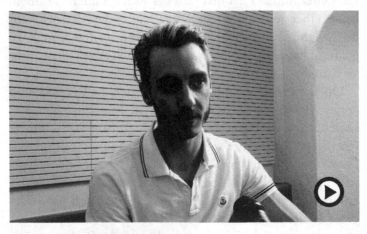

Abb. 1 Interview mit Dominik Nerz
(▶ https://doi.org/10.1007/000-28g)

was im Profiradsport passiert, hat nichts mehr mit dem Amateur-Radsport und der Nachwuchsklasse zu tun. Das Pensum in seiner ersten Profi-Saison ist gewöhnungsbedürftig. Nerz bestreitet dreimal so viele Rennen wie im Jahr davor. Aber er beweist, dass er mithalten kann. Für einen 20-Jährigen zeigt er erstaunliche Leistungen. Bei der Baskenland-Rundfahrt, einem anspruchsvollen Etappenrennen über sechs Tage, gewinnt der Allgäuer das Trikot des besten Nachwuchsfahrers und belegt als bester Fahrer seines Teams Platz 26 in der Gesamtwertung.

Von den deutschen Medien werden seine Leistungen kaum registriert. Der Radsport in Deutschland liegt am Boden. Hatte Jan Ullrich durch seinen Toursieg 1997 einen regelrechten Radsportboom ausgelöst, kommt 2006 die große Ernüchterung. Ullrich ist in eine Dopingaffäre verwickelt und beendet Anfang 2007 seine Karriere. Es folgen die Dopinggeständnisse von Erik Zabel und Rolf Aldag. TV-Anstalten und Sponsoren ziehen sich zurück, auch das Publikum will nichts mehr von der durch Doping vergifteten Sportart wissen. Dem Profiradsport wird nur noch mit großem Misstrauen begegnet.

Nerz hat die Dopinggeständnisse in den Medien verfolgt. Trotzdem scheinen diese Dinge weit weg zu sein. „Es war, als wenn man eine Katastrophe in einem anderen Land sieht und denkt: Oh, mein Gott, wie schrecklich!" Er selbst kann damit aber wenig anfangen, weil er nicht davon betroffen ist. Bei seinem Team Milram gibt es eine strenge Politik bei diesem Thema. Außerdem fragt er sich: „Wie kann man das machen? Wer ist so doof und versucht das überhaupt?"

Ein Dopingfall im Team
Doch plötzlich kommt das Thema Doping ganz nah. Es gibt einen positiven Test im Team Milram. Im August 2010 wird Roy Sentjens von Dopingfahndern kontrolliert und

des Dopings überführt. Der Belgier, wie Nerz erst zu Saisonbeginn zum Team gestoßen, hat das verbotene Präparat Erythropoetin, kurz EPO, zu sich genommen. Das Mittel erhöht den Anteil der roten Blutkörperchen und verbessert somit die Sauerstoffzufuhr in die Muskulatur. Nerz erfährt im September durch eine Mail von dem Vorfall: „Das hat mich echt geschockt. Ich hatte für mich beschlossen, Abstand zu diesen Dingen zu halten. Ich wollte damit nichts zu tun haben, auch nicht in meinem Team."

Er erinnert sich an die Polen-Rundfahrt, die er wenige Wochen zuvor gemeinsam mit Sentjens gefahren ist. Der Belgier ist eher der Typ für die Klassiker, der nicht so gut über die Berge kommt. „Auf einmal war er immer bei uns vorne am Berg dabei. Da habe ich mir gedacht: Bin ich jetzt so schlecht oder hat er so gut trainiert? Als dann der Dopingbefund feststand, dachte ich nur: Okay, alles klar." Der Fall Sentjen öffnet ihm am Ende seines ersten Profijahres die Augen. Seine Unbefangenheit legt er ab, sein Misstrauen gegenüber der Branche wächst.

Er selbst habe niemals gedopt, versichert Nerz. Ihm seien auch nie Dopingmittel angeboten worden. Immer wieder hat er „Bauchweh, dass ich irgendwann in eine Situation komme, wo ich mich unter Zwang entscheiden muss oder wo über mich entschieden wird. Glücklicherweise ist mir das nie passiert." Nerz kann seine strikte Linie während seiner gesamten Karriere durchziehen. Die Einnahme von Dopingmitteln hätte nicht zu seinen Werten gepasst. „Wenn die Leute mich für irgendwas feiern würden, von dem ich wüsste, es ist Beschiss, könnte ich das nicht mit meinem Gewissen vereinbaren. Dazu bin ich ein zu ehrlicher Typ."

Dopingpräparate sind kein Thema für Nerz, Schmerzmittel schon. Bereits in seinem ersten Rennen hat er gelernt: Stürze und Schmerzen gehören zum Radsport wie die Enttäuschung zur Liebe. Radprofis gehen, wie viele andere

Leistungssportler auch, ständig an ihre Schmerzgrenze und darüber hinaus. Sie gehen in den dunkelroten Bereich und machen trotzdem weiter. Wenn der Körper signalisiert, dass er nicht mehr kann, treten die Radprofis trotzdem weiter in die Pedalen. Radsport und Leiden sind unzertrennlich. Der Umgang mit Schmerzen sei Trainingssache, sagt Nerz. „Du musst deinen Körper daran gewöhnen."

Im Leistungssport sei die Toleranz gegenüber dem körperlichen Leiden viel größer als woanders. „Ich bin noch heute viel schmerzresistenter als viele andere", erzählt Nerz. Er habe schon viele Sachen ausgehalten, wo er sich rückblickend frage: Wie konnte ich? „Ich war immer wieder mal an der Grenze des schwer Erträglichen."

Im Zweifelsfall helfen Infusionen und Schmerzmittel. Nerz kann sich erinnern, dass er zwei Mal Infusionen mit einer Glukose-Lösung zur Regeneration erhalten hat. Der Umgang mit Medikamenten wird beim deutschen Rennstall locker gehandhabt. Viele Fahrer und Ärzte sind noch „vom alten Schlag", die Einnahme von Tabletten ist für sie völlig normal. Im Teambus steht eine offene Medikamentenbox herum. Hier können sich die Profis ihre „Rennverpflegung" herausnehmen: Ibuprofen, Paracetamol, Mittel gegen Krämpfe und Halsschmerzen, Koffeinpillen oder Tabletten gegen Magenprobleme. Ein wahres Paradies für Tabletten-Junkies. Nerz traut anfangs seinen Augen nicht. Bis dahin ist er noch nicht mal mit einer Aspirin aufs Rad gestiegen.

Schmerzen und Tabletten

Doch auch er muss lernen, dass es manchmal nicht ohne Schmerzmittel geht. Bei der ersten Etappe der Tour de Suisse 2010 wird er in einen Sturz verwickelt. Nerz knallt mit dem Kopf gegen ein Straßenschild und fährt die letzten Kilometer benommen ins Ziel. Es besteht der Verdacht auf eine Gehirnerschütterung. Der Rennarzt lässt ihn am nächsten Tag nicht starten. Trotzdem schickt ihn sein Team nur zwei Tage später wieder an den Start, dieses Mal bei einem Rennen in den Niederlanden. Weil Nerz von dem Sturz noch starke Schmerzen hat, verabreicht ihm sein Teamarzt das Mittel Tramadol. Weil Tramadol müde macht, bekommt Nerz Koffeintabletten als wachmachende Zugabe. Er habe im Rennen nichts mehr gespürt und sei einfach „draufgelatscht", berichtet er später.

Er habe Tabletten nur genommen, um mit den Schmerzen klarzukommen, betont Nerz. Nie mit dem Gedanken, seine Leistung zu steigern. Bei Mehretappen-Rennen schieße man sich damit ohnehin ins eigene Knie. „Schmerzmittel dämpfen den Schmerz. Wenn du deine Schmerzen aber nicht mehr wahrnimmst, gehst du noch mehr über dein Limit. Wenn du dir jeden Tag mehrere Pillen einwirfst, zerreißt es dich irgendwann. Ich habe für mich beschlossen: Es macht keinen Sinn."

Zur Saison 2011 wechselt Nerz zum italienischen Rennstall Liquigas. Er ist der erste deutsche Fahrer in der Geschichte des Teams. 19 der 29 Profis kommen aus Italien. Der 21-Jährige tut sich schwer, in der Mannschaft Fuß zu fassen. Er versteht die Sprache nicht, ist ohnehin eher ein introvertierter Typ – und dann ist da noch Dottore Roberto Corsetti.

Der Mannschaftsarzt zelebriert mit äußerster Vorliebe eine fragwürdige Tortur. Corsetti lässt jeden Fahrer regelmäßig antreten, auch Dominik Nerz. Zuerst muss der Profi auf die Waage, damit die Grundsubstanz festgestellt werden kann. Dann will der Arzt feststellen: Was sind Muskeln? Was ist Fettgewebe? Er will den Körperfettanteil ermitteln. Wenn er die Fettzange ansetzt, schnalzt er mit der Zunge. Bis zu zwölf Mal kneift Corsetti mit dem Werkzeug die Hautfalten an Armen, Oberschenkeln, Brust und Bauch zusammen und schreibt die Werte auf. Statt einer Erläuterung hört Nerz immer nur dieses Schnalzen der Zunge. „Da wusstest du, das ist jetzt vielleicht nicht so gut. Es war ein sehr, sehr ungutes Gefühl" (Abb. 2).

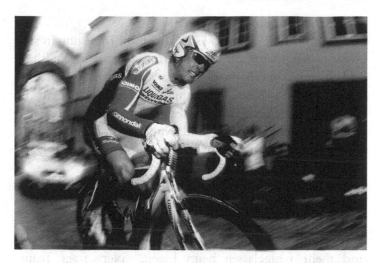

Abb. 2 Nerz im Trikot des Rennstalls Liquigas. Bei den Italienern haben die Themen Gewicht und Ernährung eine große Bedeutung. (© augenklick/Roth/picture alliance)

Auch zehn Jahre später noch ist Nerz entsetzt über die Vorgehensweise des Arztes. „Es ist ein kleines Trauma. Das hat sich sehr tief bei mir eingeprägt. Es war so entwürdigend, ein Eingriff in die Privatsphäre." Als i-Tüpfelchen werden die Listen mit den Körperfettwerten der Fahrer öffentlich im Teamhotel ausgehängt. „Da konnte dann jeder gucken und überlegen: Esse ich heute einen Reiscracker mehr oder weniger?"

Nerz wiegt zu diesem Zeitpunkt etwa 70 Kilogramm bei einer Körpergröße von 1,80 Meter. Bisher hat er über Essen und über sein Gewicht nie nachgedacht. Es hat ihn nicht interessiert. „Ich habe einfach das gegessen, worauf ich Lust hatte. Damit bin ich auch sehr gut gefahren." Aber jetzt, im Trainingslager seines neuen Teams, muss er sich jeden Tag wiegen. Man gibt ihm zu verstehen, dass man mit seinem Körper nicht zufrieden ist. Es wird angedeutet, etwas weniger Gewicht wäre gut. „Aber dieses Weniger war nicht definiert. Keiner sagte, zwei oder drei Kilo."

Weißbrot, Nudeln und Wasser

Plötzlich sind die Themen Gewicht und Ernährung in sein Gehirn eingepflanzt. Sie werden ihn viele Jahre beschäftigen und zu viel Leid führen. Nerz muss feststellen, dass die Italiener ungewöhnliche Ernährungsgewohnheiten haben. „Es gab Kollegen, die sich über eine 3-Wochen-Rundfahrt ausschließlich von Weißbrot und Nudeln mit Olivenöl und Parmesan ernährt haben. Es gab keinen Salat, nichts. Dazu haben sie Wasser getrunken."

Nerz, immer noch ein Außenseiter im Team und ohne ausreichende Sprachkenntnisse, orientiert sich an den namhaften Fahrern im Team wie Ivan Basso oder Vincenzo Nibali. Er schaut, wie diese sich ernähren. „Also habe ich mehr und mehr weggelassen beim Essen." Nerz fragt Teamkollegen, wie sie ihr Gewicht herunterbekommen. Doch auf zehn Fragen bekommt er zehn verschiedene Antworten. Einen Ernährungsberater oder einen Ernährungsplan gibt es nicht.

Hätte er nur auf sich selbst gehört: Was tut mir gut? Was nicht? Aber das macht er nicht. „Das war ein Fehler", weiß Nerz im Nachhinein. „Ich hätte mir sagen sollen: Lass die mal reden. Solange ich meine Leistung bringe, mache ich mein Ding." Aber so selbstbewusst ist er zur damaligen Zeit nicht. Sein Teamkollege Peter Sagan, einer der weltbesten Sprinter der Szene, macht es anders. Sagan liebt Nutella. Als er sich eines Morgens ein Nutella-Brot schmiert, kommt Dottore Corsetti vorbei und fragt ihn, ob er sich sicher sei, dass er das essen möchte. Sagan schiebt sich einen Bissen in den Mund und sagt: „Aber sicher." Als der Dottore missmutig mit der Zunge schnalzt, schiebt Sagan nach: „Wenn ich die heutige Etappe nicht gewinne, esse ich in diesem Team nie wieder Nutella zum Frühstück." Anschließend gewinnt Sagan die Etappe.

Auch wenn er sich einsam und unglücklich bei Liquigas fühlt, Nerz beißt sich durch. Aufgeben ist für den ehrgeizigen Deutschen keine Option. Bei der Spanien-Rundfahrt zeigt er eine bärenstarke Leistung. Er hat das Gefühl, endlich etwas angekommen zu sein. In seiner zweiten Saison bei den Italienern fährt er beinahe seinen ersten Profisieg ein. Beim traditionellen Eintages-Klassiker in Frankfurt belegt er 2012 den zweiten Platz.

Im Sommer ist es endlich so weit: Nerz wird dank seiner konstant guten Leistungen für die Tour de France nominiert. Die Frankreich-Rundfahrt ist das Maß aller Dinge im weltweiten Radsport. „Es ist einfach unbeschreiblich. Dieser gewaltige organisatorische Aufwand, dazu Hunderttausende von Menschen, die täglich an der Strecke stehen. Ich komme aus einer kleinen Stadt, aber plötzlich kannte mich jeder. Der Moment, in Paris ins Ziel zu rollen, wird mir immer in Erinnerung bleiben."

Doch seine erste Tour-Teilnahme ist auch eine Tortur. Vier Mal stürzt Nerz in den ersten 14 Tagen. Nach mehr als zwei Wochen im Sattel ist er nicht nur körperlich, sondern auch mental am Ende. In seinem Tourtagebuch für die „Schwäbische Zeitung" notiert er: „Ich bin total entkräftet. Ich komme einfach nicht mehr dazu, mich zu erholen. Das liegt auch mit daran, dass ich nicht mehr schlafen kann. Ich bin links offen, ich bin rechts offen – und wache permanent auf." Immer wieder bittet er seine Sportliche Leitung, vom Rad steigen zu dürfen. Nein, lautet die Antwort. Auf der 17. Etappe ist er wieder bei Kräften und legt einen fulminanten Auftritt hin. Nerz schwebt wie auf Wolken und hat das Gefühl, bei den 30 Besten der Tour mitfahren zu können. Am Ende der Tour belegt er Platz 47 in der Gesamtwertung (Abb. 3).

Zur Saison 2013 wechselt Nerz zum Schweizer Team BMC. Hier fühlt er sich von Anfang an wohl. Die Sprachbarriere ist gefallen, und er verdient zum ersten Mal richtig gutes Geld. Nerz fährt brutal viele Rennen. Am Ende der Saison hat er 95 Renntage absolviert, 28 mehr als im Vor-

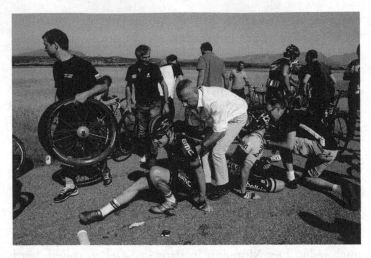

Abb. 3 Stürze. Immer wieder Stürze. Dominik Nerz bei der Dauphiné-Rundfahrt 2014. (© Tim De Waele/DPPI Media/picture alliance)

jahr. Trotzdem beeindruckt er mit einem hervorragenden 14. Platz in der Gesamtwertung der Spanien-Rundfahrt. Ein starkes Ergebnis für den gerade erst 24 Jahre alt gewordenen Profi. „Das erste Jahr bei BMC war eines meiner schönsten. Dieses Profileben hätte ich auch bis 40 machen können."

Am Gewicht schrauben

Nerz ist hungrig auf weitere Erfolge. Er merkt, da ist noch mehr drin für ihn. Er will bei den größeren Rundfahrten als Gesamtwertungsfahrer auf sich aufmerksam machen. Anfang 2014 überlegt er, wie er seine Leistung optimieren kann. „Ich lebte schon nur für den Radsport und trainierte gut", erinnert er sich. „Also musste ich am Gewicht schrauben." Er studiert die Top-Ten-Fahrer Froome, Valverde, Contador oder Wiggins und sieht, dass sie „nur Haut und Knochen" sind. Bradley Wiggins, der Tour-Sieger von 2012, wiegt bei einer Körpergröße von 1,90 Meter nur

66 Kilogramm. „Wenn die so schnell fahren können, dann muss ich das auch", sagt er sich.

Neu im BMC-Team ist Daniel Healey, ein australischer Sport- und Ernährungswissenschaftler. Nerz arbeitet eng mit ihm zusammen und verspricht sich davon eine deutliche Leistungssteigerung. Healey erstellt Trainingspläne für den Deutschen, weiß aber nicht, dass der inzwischen ein erhebliches Problem mit seiner Ernährung hat. „Wenn er mir 200 Gramm Nudeln aufgeschrieben hat", erzählt Nerz, „habe ich nur 150 Gramm gegessen. Ich dachte, dann nehme ich schneller ab." Der Musterschüler versucht mit solchen kleinen Tricks, die Dinge immer weiter zu optimieren. Nerz, der zum Ende der Spanien-Rundfahrt 64 Kilogramm gewogen hat, ist überzeugt, dass er weiter an Gewicht verlieren muss.

Roger Palfreeman, einem der Teamärzte, fällt auf, dass Nerz von Rennen zu Rennen müder wird. Er ist einer der wenigen, die dem Radprofi deutlich machen, dass er auf einem gefährlichen Holzweg ist. „Bist du dir sicher, was du da machst, Dominik?", fragt er. Er bittet Nerz, die Gewichtsreduktion einzustellen. „Dir fehlt sonst die Power. Du bist anders gebaut. Mach dir das nicht kaputt." Doch Palfreeman dringt mit seinem sorgenvollen Hinweis nicht durch. „Ich hatte mir das in den Kopf gesetzt. Ich wollte so sein wie die anderen. Egal, was die Natur vorgibt." Rückblickend bereut Nerz, nicht auf den Arzt gehört zu haben. „Aber er war in gewisser Weise machtlos. Er konnte mich ja nicht zum Essen zwingen."

Nerz will keine andere Meinung zu diesem Thema hören. Viel lieber saugt er die teils bewundernden Aussagen von Teamkollegen auf. Sie merken, dass er immer weniger wiegt und klopfen ihm für seinen Fleiß und seine Disziplin auf die Schulter. „Das wollte ich hören. Dieses Lob spornte mich an, so weiterzumachen."

Verzerrte Wahrnehmung

Beim Blick in den Spiegel sieht Nerz einen Mann „mit zu vielen kleinen Pölsterchen". Er kennt mittlerweile exakt den Verlauf seiner Venen am Körper. „Ich habe ausgesehen wie eine Europa-Landkarte." Wenn er eine Vene mal nicht entdeckt, denkt er gleich, er habe zugenommen – und isst weniger. Seine Körperwahrnehmung hat sich extrem verzerrt. Nerz befindet sich in einem Tunnel. „Im Nachhinein empfinde ich das einfach nur als krank", schüttelt er den Kopf.

Doch es wird noch schlimmer. Ende 2014 wechselt Nerz als Kapitän zur oberbayerischen Equipe Bora-Argon18. Was von ihm erwartet wird, erfährt der 25-Jährige aus einer Pressemitteilung des Teams: „Dominik ist ein Kandidat für die Top Ten einer Grand Tour", heißt es darin. Das ist ein hoch gestecktes Ziel, das so nicht abgesprochen ist mit dem Neuzugang. Nerz fühlt sich unter Druck gesetzt. Aber er will ein guter Kapitän sein und die Erwartungen erfüllen.

Er bucht auf eigene Kosten ein dreiwöchiges Trainingslager auf Mallorca. Täglich trainiert er zwischen vier und acht Stunden, „wenn's ging, ohne Essen." Nerz will sich leichter hungern. Nur morgens rührt er sich manchmal ein paar Haferflocken mit heißem Wasser an. Doch auch das lässt er bald sein. Nach dem stundenlangen Training auf der Straße geht er noch oft in den Fitnessraum des Hotels und setzt sich ans Rudergerät. Abends isst er lediglich ein kleines Stück Fleisch und etwas Salat. Als er nach Deutschland zurückfliegt, wiegt er nur noch 62 Kilogramm. Das sind sechs Kilogramm weniger als sonst im Winter.

Als seine Eltern den ausgemergelten Körper ihres Sohns sehen, erschrecken sie. Wenn sie ihn auf sein Gewicht ansprechen, weicht er aus. „Ich wollte das nicht hören, weil ich extrem stolz auf meine Disziplin war." Doch im ersten Trainingslager des Teams kann Nerz nicht mithalten. Er befindet sich in einem desolaten Zustand. Inzwischen ist er bei 60 Kilogramm angekommen.

Sein Körper ist ausgezehrt und kaum noch belastbar. Nerz hat keine Kraft und Energie mehr. Er spürt, dass er den hohen Ansprüchen nicht mehr gerecht wird. Das drückt auf seine Stimmung. Der psychische Stress nimmt zu, er ist oft gereizt. „Es gab Phasen, in denen ich verzweifelt war", sagt er. Nerz wird zunehmend depressiv. „Ich war in einem Vakuum-Zustand. Ich konnte mich über nichts mehr freuen. Ich konnte auch über nichts mehr traurig sein. Das war eine komplette Leere und Gefühllosigkeit." Nerz isoliert sich immer mehr. Er lebt allein in seiner Wohnung in Kreuzlingen. Fast sämtliche Kontakte nach außen bricht er ab, nur sporadisch kommuniziert er noch mit seinen Eltern, seiner fünf Jahre jüngeren Schwester oder engen Freunden.

Es fällt Nerz sichtlich schwer, über diese Zeit zu sprechen. Er tut dies sehr ruhig, mit viel Bedacht. Sorgfältig wählt er seine Worte. Als wir über seine Depressionen sprechen, fällt auch der Name Robert Enke. Der ehemalige deutsche Fußball-Nationaltorwart war an schweren Depressionen erkrankt und hatte sich 2009 das Leben genommen. Es ist bekannt, dass depressive Menschen häufig Suizidgedanken haben. Ich bin unsicher, ob meine Frage zu privat oder gar zu intim ist. Trotzdem frage ich Nerz, ob er auch Suizidgedanken hatte.

Depressionen und Magersucht
„Ja", antwortet er. „Es gab Gedankenblitze. Aber ich bin nicht in einen Baumarkt gefahren und habe mir einen Strick ausgesucht." Er habe sich manchmal die Sinnfrage gestellt: Was bringt das alles noch? „Zum Glück war es nicht so schlimm, dass ich Gefahr gelaufen wäre, das wirklich in die Tat umzusetzen. Es war nur eine kurze Zeit-

spanne, in der ich so verzweifelt war." Gott sei Dank ist da
der Radsport. Nerz muss wieder raus aus seiner inneren
und äußeren Isolation. Das nächste Rennen wartet. „Da
sind die Gedanken wieder verflogen." Dann schiebt er
nachdenklich hinterher: „Wenn das über Wochen gegangen
wäre, wäre es vielleicht anders ausgegangen."

Mittlerweile wiegt Nerz nur noch 58 Kilogramm. Kaum
einer wagt, ihn auf seinen Zustand anzusprechen. Nur
Teamkollege Ralf Matzka sagt ihm klipp und klar, dass er
ein massives Problem habe. Zum ersten Mal fällt der Begriff
Magersucht. Nerz bestätigt, dass er damals komplett die
Relation verloren habe. Er habe beim Essen nicht mehr gewusst, was viel und was wenig ist.

Rückblickend macht er niemandem im Team Bora einen
Vorwurf. Alle hätten im Rahmen ihrer Möglichkeiten
agiert. „Es war aber leider keine professionelle Hilfe da. Ich
hätte jemanden gebraucht, der gesagt hätte: Jetzt ist Schluss.
Wir nehmen dich mal für einen gewissen Zeitraum raus,
bis du wieder gesund bist." Doch das war nicht realistisch.
Nerz war für teures Geld als neuer Kapitän und Hoffnungsträger verpflichtet worden. Der Rennstall hatte eine
Verpflichtung gegenüber seinen Sponsoren. Nerz hatte zu
liefern.

Trotzdem ist man im Team Bora besorgt um ihn. Der
Sportliche Leiter Enrico Poitschke knüpft Kontakt zu
einem Arzt und Psychologen in Leipzig. Dort wird Nerz
drei Tage untersucht. Die Diagnose: Magersucht. Der Arzt
verdeutlicht ihm, dass er sich auf gefährlichem Terrain be-
finde. „Wenn Sie noch einen Monat so weitermachen",
prophezeit er, „dann sind Sie tot." Der Arzt rät Nerz zu
einem Klinikaufenthalt. Der Radprofi lehnt ab.

Trotzdem sorgt die Ansage des Arztes für eine gewisse
Einsicht bei ihm. Nerz arbeitet kurzzeitig mit einem Thera-
peuten und einem Ernährungsberater zusammen. Er zwingt
sich, etwas Gewicht zuzulegen. Allerdings empfindet er

jedes zusätzliche Gramm als Versagen. Manchmal ist der Hunger so groß, dass ihn Fressattacken überkommen. Dabei überfordert er seinen Magen und erbricht alles sofort.

Im Frühjahr 2015 kann Nerz sein Gewicht etwas stabilisieren und geht bei der Dauphiné-Rundfahrt an den Start. Dort kracht er in einem Tunnel mit dem Kopf so heftig gegen eine Betonwand, dass er eine Gehirnerschütterung erleidet. Aber er erzählt niemandem, wie schlimm es in seinem Kopf hämmert. Er will seine Teilnahme an der Tour de France nicht gefährden. Bei der Frankreich-Rundfahrt fällt er zwei weitere Male auf den Kopf und steigt in der 11. Etappe völlig entkräftet vom Rad. „Mein Körper war sowieso schon angeknockt. Und dann noch so viele Stürze innerhalb so kurzer Zeit. Irgendwann hatte ich keine Kraft mehr, da rauszukommen" (Abb. 4).

Als er rechts an den Straßenrand fährt, wird ihm seine Startnummer abgerissen. Eine Demütigung. Nerz spricht

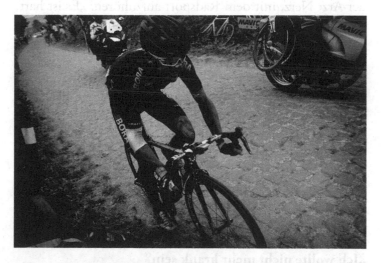

Abb. 4 Dominik Nerz bei seiner zweiten Tour-de-France-Teilnahme 2015. Auf der 11. Etappe steigt er entkräftet vom Rad. (© augenklick/Roth/picture alliance)

vom psychisch schlimmsten Moment seiner gesamten Rad-
sportkarriere. „Der ganze Stress, die ganze Arbeit, die Ent-
behrungen, für nichts. Du hast nichts erreicht." Als er in
den Mannschaftsbus steigt, fließen die Tränen über sein
Gesicht. Seine Traurigkeit ist aber gepaart mit einem Gefühl der Erleichterung. Er ist froh, dass der ganze Druck
weg ist. Vorerst.

Auch im nächsten Jahr erlebt Nerz regelmäßig Leistungs-
einbrüche. Sein gesamtes System ist mittlerweile schwer angeschlagen. Während der Rennstall im Frühsommer 2016
sein Team für die Tour de France präsentiert, macht sich
Dominik Nerz auf den Weg nach Berlin. Er hat einen Ter-
min in der Charité bei Professor Bernd Wolfahrt, dem
leitenden Olympiaarzt des Deutschen Olympischen
Sportbunds. Der Radprofi wird komplett durchgecheckt.
Anschließend macht Wolfahrt ihm klar, dass er viel Zeit
brauchen werde, bis sich sein Körper erholen werde. Zeit,
die ihm der Leistungssport nicht geben werde. Indirekt rät
der Arzt Nerz, mit dem Radsport aufzuhören. „Es ist hart,
wenn dir in einem Gespräch von nicht einmal einer Stunde
jemand erklärt, dass dein komplettes Leben, das du dir aufgebaut hast, ein Ende gefunden hat."

Aber Nerz will es immer noch nicht akzeptieren. Noch
einmal stellt er mit seinem damaligen Trainer Hartmut
Täumler, der ihn während seiner gesamtem Laufbahn
begleitet hat, einen Saisonplan auf. Er will unbedingt aus
diesem Loch rauskommen. Es dauert ein Jahr, bis er endlich einsieht, dass es keinen Sinn mehr macht. Am 20.
September 2016 steigt er in Montecatini Terme zum
letzten Mal als Radprofi vom Sattel. Seine Karriere ist
vorbei.

„Ich wollte nicht mehr krank sein"
Mit der gleichen Konsequenz, die er im Radsport an den
Tag gelegt hat, geht er auch seinen Genesungsprozess an.

„Ich wollte nicht mehr krank sein. Ich wollte mein normales Leben zurück haben." Nerz begibt sich für sechs Wochen zur Behandlung in eine psychiatrische Klinik. „Man musste mich dran erinnern, wer ich eigentlich wirklich war." Zu jeder Zeit sei ihm bewusst gewesen, was er tue. Er habe gewusst, dass es nicht richtig gewesen sei, seinen Körper so zu misshandeln. Nur habe er keinen Weg herausgefunden. „Ich würde es als meinen größten Fehler bezeichnen, dass ich mich von zu vielen Leuten habe beeinflussen lassen. Ich habe nicht sorgfältig für mich sortiert."

Nerz plädiert dafür, mehr Psychologen in den Leistungssport einzubinden. „Sie sind genauso wichtig wie ein Trainer oder ein sportlicher Leiter", sagt er. Er selbst habe in seiner Profikarriere nie die Möglichkeit gehabt, mit einem solchen Fachmann zusammenzuarbeiten. „Wenn du zwischen 18 und 22 Profi wirst, hast du keine Ahnung von irgendwas. Es ist wie eine Reizüberflutung." Psychologen könnten unterstützen, dies alles einzuordnen und mit dem großen Leistungsdruck richtig umzugehen.

Nach einem langen, beschwerlichen Weg hat Dominik Nerz sein Leben mittlerweile wieder voll im Griff. Körperlich und mental fühlt er sich fit. Er sei dankbar für jede einzelne Erfahrung, sagt er, auch wenn sie noch so schlecht gewesen sei. „Ich lebe nicht mehr in einer Traumwelt, sondern im Hier und Jetzt. Ich bin froh, dass ich mit zwei blauen Augen da rausgekommen bin."

Im Sommer 2020 hat er gemeinsam mit seiner Mutter auf der österreichischen Seite des Bodensees ein Restaurant eröffnet. „Fein7Stuonobach" heißt das Lokal. Die „7" steht zum einen für die Hausnummer, aber vor allem für die sieben Sinne. Nerz steht jeden Morgen motiviert und fröhlich auf. Er hat Lust auf den Tag und sprüht wieder vor Energie. Seine körperlichen Wehwehchen habe er sehr gut im Griff, sagt er. Wenn es irgendwo zwicke, lächle er das weg. „Mir geht es so gut wie fast noch nie in meinem Leben."

Ernährungspläne sind kein Thema mehr für ihn. Er macht sich keine Gedanken mehr über das Essen. Wenn er abends Lust auf einen 500 Gramm-Eisbecher habe, dann esse er den eben und denke nicht mehr darüber nach, wie er die Kalorien wieder runterkriege. „Ich spüre mich wieder. Alles ist wieder da", strahlt er. Geholfen hat ihm, dass er mittlerweile als Koch arbeitet. Es klingt wie eine Ironie des Schicksals. Ausgerechnet der ehemals magersüchtige Radprofi ist jetzt in seinem eigenen Restaurant der Küchenchef. Bei seiner Arbeit muss er viel essen und probieren. „Der Eintritt in die Küche war für mich eine Heilung."

Steckbrief Dominik Nerz

Geboren: 25. August 1989 in Wangen (Allgäu)
Teilnahme Tour de France 2012, 2015
Platz 14 bei der Spanien-Rundfahrt Vuelta (2013)
Deutscher Meister Straßenrennen (U23)
Deutscher Bergmeister (Junioren)
Kapitän Team Bora-Argon18 (2015/2016)

Literatur

Nerz D, Ostermann M (2019) Gestürzt: Eine Geschichte aus dem Radsport. Covadonga, Bielefeld
Schwäbische.de (15.5.2012) Dominik Nerz' Tourtagebuch: Die Tour der Leiden schlägt zu. Abgerufen von: https://www. schwaebische.de/landkreis/landkreis-ravensburg/wangen_ artikel,-dominik-nerz-tourtagebuch-die-tour-der-leiden- schlaegt-zu-_arid,5285556.html
Hier finden Sie Hilfe in scheinbar ausweglosen Situationen: https://www.suizidprophylaxe.de/hilfsangebote/hilfsangebote/

Elisabeth Seitz
„Ich gehe heute gnädiger mit mir um"

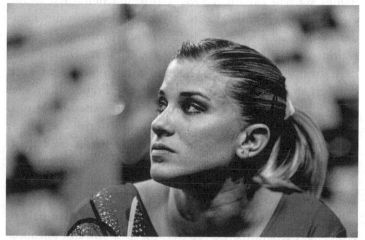

© Jens Körner

Elektronisches Zusatzmaterial Die elektronische Version dieses Kapitels enthält Zusatzmaterial, das berechtigten Benutzern zur Verfügung steht https://doi.org/10.1007/978-3-662-62552-1_7. Die Videos lassen sich mit Hilfe der SN More Media App abspielen, wenn Sie die gekennzeichneten Abbildungen mit der App scannen.

© Der/die Autor(en), exklusiv lizenziert durch Springer-Verlag GmbH, DE, ein Teil von Springer Nature 2021
J. Seemüller, *Am Limit – Wie Sportstars Krisen meistern*,
https://doi.org/10.1007/978-3-662-62552-1_7

Sie sind alle gekommen, um ihrer „Eli" zu gratulieren. Die Turnkolleginnen, die Trainer, die Physiotherapeuten, die Mitarbeiter des Schwäbischen Turnerbunds. Sie freuen sich und sind stolz auf Elisabeth Seitz. Endlich hat es geklappt mit einer WM-Medaille, dem langersehnten Objekt ihrer sportlichen Begierde. Vier Tage zuvor hat Deutschlands beste Turnerin in Doha bei ihrer achten WM-Teilnahme erstmals das Siegerpodium erklommen. Bronze am Stufenbarren.

Jetzt, an diesem Novembertag 2018, steht Elisabeth Seitz im Kunstturnforum in Stuttgart und blickt in die Augen vieler Menschen, die sie in den vergangenen Jahren unterstützt haben. Diese Frauen und Männer haben immer an sie geglaubt. Seitz hat sich die Medaille um den Hals gehängt, sie will gar nicht viele Worte machen. „Ich wollte eigentlich nur ‚Danke, Leute' sagen." Aber selbst diese beiden Worte schaffen es nicht über ihre Lippen. Zu überwältigt ist die Turnerin von ihren Gefühlen. Tränen strömen ihr über das Gesicht. Die Anspannung und der Druck der vergangenen Jahre, gepaart mit der Freude über den großen Erfolg, brechen sich Bahn wie ein reißender Strom. Zum ersten Mal erlebt die Leistungssportlerin, die darauf getrimmt ist, ihre Emotionen unter Kontrolle zu haben, einen solchen Gefühlsausbruch. „Da hatte sich mehr aufgestaut, als ich dachte. Ich habe es erst gemerkt, als ich diese zwei Worte nicht rausgebracht habe."

Obwohl alle im Raum ihre Botschaft verstanden haben, setzt sich Seitz kurze Zeit später hin und schreibt auf ihrer Facebook-Seite: „Entschuldigt die Emotionalität heute, aber ich habe wieder bemerkt, wie dankbar ich für alles bin, was ich habe. Da ging's eben mit mir durch …"

Diese Emotionalität ist längst einer inneren Entspanntheit gewichen. Bei unserem Gespräch wirkt die 27-Jährige sehr aufgeräumt. Elisabeth Seitz ist eine Frohnatur. Sie lacht viel, flankiert von den lustigen Sommersprossen in ihrem Gesicht. Sie strahlt eine große Gelassenheit aus. „Ich muss niemandem mehr etwas beweisen", sagt sie mit der Reife einer Sportlerin, die alle Höhen und Tiefen erlebt hat. „Ich habe keinen extremen Druck von außen. Ich habe viele Menschen über viele Jahre mit meinem Sport so begeistert, dass es kaum möglich ist, mich selbst oder andere noch zu enttäuschen. Alles fühlt sich leichter an." Sie weiß, ihre Karriere neigt sich dem Ende zu. Alles, was jetzt noch kommt, ist ein Bonus.

Elisabeth Seitz lebt und trainiert seit Anfang 2015 in Stuttgart. Ihre Wurzeln liegen aber in Baden. Im Rhein-Neckar-Kreis verbringt sie ihre Kindheit. Als sich ihre Eltern trennen, ist sie noch sehr jung. Mutter Claudia zieht mit ihrem neuen Partner, mit Sohn Johannes und der neunjährigen Elisabeth nach Altlußheim. Hier kommt Elisabeths Stiefbruder Gabriel zur Welt. „Den Zusatz ‚Stief' kann man getrost streichen. Für mich ist er mein Bruder. Fertig." Seitz schwärmt von ihrem mittlerweile 15-jährigen „kleinen, megasüßen Bruder", Beschützerinstinkt inklusive. „Wenn dem irgendeiner was wollte, wäre ich direkt zur Stelle und würde eine Ansage machen", sagt sie energisch.

„Ich hatte nie große Angst"
Elisabeth Seitz ist als Knirps ein Kletteraffe. Sie turnt im Wohnzimmer herum oder erklimmt mit Bruder Johannes die Türrahmen der Wohnung. Höchste Zeit für die Mama, das kleine Bewegungswunder zum Turntraining zu bringen. Mit sechs kommt sie ins Leistungszentrum nach Mannheim. Die Begrüßung fällt allerdings nicht sonderlich herzlich aus. „Sie sieht nicht gerade aus wie eine Turnerin und ist schon relativ alt", bekommt Mutter Claudia zu hören. Tatsächlich beginnen die meisten Kinder schon mit drei oder vier Jahren. In diesem Alter werden die Grundlagen und koordinative Fähigkeiten erarbeitet. Seitz ist also eigentlich schon zu alt. „Die Begeisterung über mich war nicht so groß", erinnert sie sich.

Doch sie hat Glück. Weil es im Leistungszentrum eine Gruppe gibt, in der nicht viele Mädchen sind, darf sie dort mitmachen. Ihr großer Vorteil: „Ich hatte nie große Angst und habe immer alles probiert." Durch diese Furchtlosigkeit kommt sie schnell voran und verbessert sich. Sie liebt es, auf dem Trampolin Elemente wie Saltos zu erlernen. Die Turnhalle kommt ihr vor „wie ein riesiger Kinderspielplatz". Sie hat großen Spaß an den vier Geräten Balken, Boden, Sprung und Stufenbarren (Abb. 1).

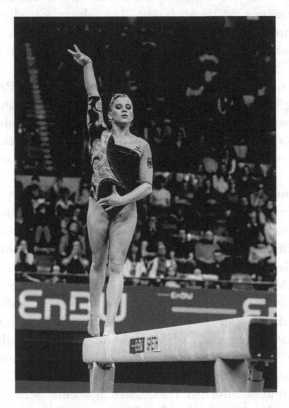

Abb. 1 Ohne Furcht am Zittergerät: Elisabeth Seitz und der Schwebebalken. (© Jens Körner)

Weil ihre Mutter, die als Lehrerin arbeitet, sie nicht ständig die 30 Kilometer nach Mannheim zum Training kutschieren kann, wechselt das Mädchen zur achten Klasse in die Großstadt auf das Ludwig-Frank-Gymnasium. Morgens in den ersten zwei Stunden geht sie allerdings nicht in die Schule, sondern zum Training ins Leistungszentrum. Den versäumten Lernstoff muss sie aufarbeiten; die Lehrer helfen nur selten.

Von ihren Eltern erhält sie volle Rückendeckung. Vor allem Claudia Seitz merkt, mit welcher Freude und Motivation ihre Tochter täglich zum Training marschiert. Sie fährt die junge Turnerin, so oft es geht. „Das war eine tolle Leistung unserer Mama. Sie saß fast nur im Auto, um uns Kinder zum Sport zu fahren – oft mit dem kleinen Gabriel, der hinten in seinem Maxi-Cosi lag." Die Mutter quasi als erster Hauptsponsor von Erfolgsturnerin Elisabeth Seitz. Eine Bedingung stellt die Mama aber: „Wenn du ins Turnen willst, muss es auch in der Schule klappen", fordert sie. Die Botschaft kommt an. Seitz hängt sich in der Schule voll rein.

Ihr geht es in erster Linie um den Spaß am Turnen. Ambitionen, eine Weltklasse-Turnerin zu werden, hat sie als junges Mädchen zunächst nicht. Sie träumt auch nicht von einer großen Sportlerkarriere. Erst als sie mit 14 die Möglichkeit hat, an den Junioren-Europameisterschaften teilzunehmen, denkt sie: „Wow. Das ist cool, mal den Deutschland-Turnanzug anzuziehen." Schon bald hat sie einen großen Wunsch: „Irgendwann möchte ich zu Weltmeisterschaften und Olympischen Spielen."

Ihre neue Trainerin soll ihr dabei helfen. 2006 ist Claudia Schunk ans Leistungszentrum in Mannheim gekommen. „Sie hatte einen anderen Ton und klare Pläne, die sehr ambitioniert waren", erzählt die Turnerin. Sie merkt, dass sie unter Schunks Anleitung- schnell besser wird. „Sie hat versucht, trotz fehlender Grundlagen möglichst viel aus mir herauszuholen." 2008 nimmt Seitz an den Junioren-Europameisterschaften teil, ein Jahr später feiert sie mit 15 in London ihre Premiere bei den Weltmeisterschaften der Senioren. Im ICE-Tempo erhöht die willensstarke und selbstbewusste Jugendliche die Schwierigkeitsgrade bei ihren Übungen.

66-Stunden-Woche als Teenager

Ihr Arbeitspensum ist enorm, ihre Wochen sind komplett durchgetaktet. 34 Stunden Schule und 32 Stunden Training. Seitz hat eine 66-Stunden Woche. Täglich um 6 Uhr klingelt ihr Wecker, zwischen 7:30 und 9:30 Uhr trainiert sie, danach geht sie zur Schule, und ab 14:30 Uhr steht sie wieder in der Turnhalle. Für Regeneration oder Urlaub bleibt kaum Zeit. Zum Jahreswechsel gönnt sie sich manchmal drei oder vier freie Tage. Seitz empfindet trotzdem keinen Stress. Sie liebt das Turnen. „Meine Freunde waren alle in der Turnhalle. Wir hatten Fahrgemeinschaften und saßen zusammen im Auto. Das war wie eine Familie." In der Schule schütteln viele Mitschüler nur den Kopf über die Turnerin. „Viele dachten, ich sei verbissen, sähe nur das Turnen und hätte sonst nichts im Leben." Aber Seitz genießt einfach nur. Die Wettkämpfe, die Reisen, die Länder, die anderen Kulturen und vor allem die vielen tollen Leute, die sie kennenlernt.

Wenn ihre Mitschüler in Mannheim ins Kino oder in die Disco ziehen, ist sie nicht dabei. Sie vermisst das nicht. „Ich hatte den Eindruck, ich erlebe viel mehr als sie. Ich war zu dieser Zeit in einem Flow. Meine Leistungen wurden in kürzester Zeit immer besser. Das war genau das, was ich wollte. Ich wollte mich nicht jeden Freitag und Samstag sinnlos betrinken."

Stattdessen fliegt sie um die halbe Welt, zu Turnevents nach Japan oder in die USA. Natürlich stehen die sportlichen Vergleiche im Mittelpunkt. „Aber mit meinen Teamkollegen habe ich nach den Wettkämpfen auch ordentlich gefeiert. Das war meine Welt, auch wenn es nicht jeder versteht." Ihr sportlicher Aufstieg scheint unaufhaltsam. Bereits mit 16 gilt Elisabeth Seitz als Deutschlands Vorzeigeturnerin. Auf ihr ruhen die Hoffnungen des deutschen Frauenturnens.

Als Belastung empfindet sie diese Rolle nicht. Dafür ist sie zu positiv. Sie findet alles aufregend und spannend. Auch die Auftritte in den Medien. „Irgendwie bin ich eine Rampensau", lacht sie. Sie genießt das Licht der Öffentlichkeit. Scheu kennt sie nicht, Angst ist für „Frau Furchtlos" ein Fremdwort.

Sie ist knapp 17, als sie im Oktober 2010 bei den Weltmeisterschaften in Rotterdam startet. An ihrem Lieblingsgerät, dem Stufenbarren, schafft sie den Sprung ins Finale. Ein Riesenerfolg, aber auch eine ungewohnte Erfahrung. Erstmals steht die unbekümmerte junge Frau bei einer WM im Endkampf der besten Acht. Die Halle ist ausverkauft, ihre Mutter ist extra angereist, alle Augen schauen auf den Shootingstar aus Mannheim. Seitz ist extrem aufgeregt, aber „ich hatte viel Energie, mein Körper war in Bestform." Nach außen gibt sie sich cool, aber das täuscht. Das Warten macht sie kribbelig. Erst die Zeit in der Aufwärmhalle, dann das Aufstellen und danach das Aufgerufen-Werden. „In der Zeit habe ich das Gefühl, fast durchdrehen zu müssen." Die innere Anspannung muss irgendwie raus. Bei Elisabeth Seitz äußert sich das meist in einem verbalen Dammbruch. Dann redet sie ohne Punkt und Komma. „Da ich nicht die anderen Turnerinnen zutexten kann, muss unser Physiotherapeut meist dran glauben. Ich erzähle ihm dann dauernd, wie aufgeregt ich bin. Bestimmt zehn Mal." Wenn sie aber erst mal am Gerät steht, ist sie voll im Flow.

Zwei Bauchlandungen bei der WM
Dieser Flow wird bei ihrer Stufenbarren-Kür in Rotterdam aber jäh unterbrochen. Seitz stürzt am Höhepunkt ihrer

Darbietung, einem Flugteil mit Namen Def. Der Def, den zu diesem Zeitpunkt nur drei Sportlerinnen weltweit turnen können, ist ein Rückwärtssalto mit einer eineinhalbfachen Drehung um die Längsachse. Was ihr im Vorkampf noch geglückt ist, misslingt jetzt. Seitz bekommt den oberen Barrenholm nicht zu fassen und liegt plötzlich auf der Matte. Sie turnt weiter, versucht ein einfacheres Element – und liegt wieder auf dem Bauch. Eine zweimalige Bauchlandung. Brutaler kann Turnen nicht sein. Die Jüngste im deutschen Team turnt die Übung zu Ende, geht in ihre Ecke und verbirgt ihr Gesicht in den Händen. Noch eine halbe Stunde nach dem Finale steht sie mit geröteten Augen in der Halle und spricht von einem „Horror, den man sich nicht wünscht."

Inzwischen blickt sie milde auf diesen ersten Rückschlag in ihrer Karriere zurück. Natürlich sei es im ersten Moment enttäuschend gewesen, aber sie habe direkt nach dem Wettkampf viel Rückendeckung und Zuspruch erhalten. Ihre Mutter sagt ihr, wie stolz sie auf sie sei, und Bundestrainerin Ulla Koch tröstet ihre beste Turnerin, sie solle bloß den Kopf nicht hängen lassen. „Alle glaubten weiter an mich", erzählt Seitz. Das ist Labsal für ihre Seele. Die Zweifel verziehen sich schnell. „Ich dachte, das Leben geht weiter. Ich probier's beim nächsten Mal wieder." Prompt feiert sie ein halbes Jahr später ihren ersten großen internationalen Triumph. Sie wird in Berlin Vize-Europameister im Mehrkampf. „Spätestens da war Rotterdam verflogen", erinnert sie sich (Abb. 2).

Im Oktober 2011 setzt Elisabeth Seitz noch einen drauf. Sie geht als Erfinderin eines Turnelements in die Geschichtsbücher ein. In Tokio turnt die 17-Jährige den „Seitz", eine Weltneuheit. Am Stufenbarren haben die Turnerinnen bis dahin den Aufschwung vom unteren zum oberen Holm mit einer *halben* Körperdrehung absolviert; Seitz turnt ihn aber mit einer *ganzen* Drehung. Der „Seitz" ist geboren. Die

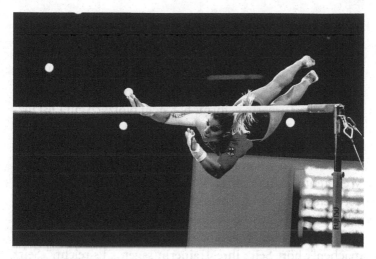

Abb. 2 Elisabeth Seitz am Stufenbarren, ihrem Lieblingsgerät. (© Jens Körner)

Turnwelt staunt. Erstmals seit 26 Jahren hat eine Deutsche ein neues Turnelement kreiert.

In jenem Jahr scheint nichts und niemand diese junge Frau aufhalten zu können. Sie wird zu Deutschlands „Turnerin des Jahres" gewählt, wie schon in den beiden Jahren zuvor. Alles wirkt so schwerelos. Überhaupt fällt auf, wie zuversichtlich Seitz ist und wie positiv sie die Dinge sieht. Sie wirkt mental enorm stark. Woher kommen dieser Optimismus und diese Leichtigkeit? Ihre Familie sei grundsätzlich sehr positiv, sagt sie. „Ich habe immer gesehen, wie viele Menschen hinter mir stehen. Meine Familie liebt mich, unabhängig von meinen sportlichen Erfolgen. Sie sind stolz und finden es toll, was ich mache. Ihre Liebe bleibt immer gleich."

Mit dieser Rückendeckung reist sie 2012 zu ihrer ersten Teilnahme an den Olympischen Spielen. In London belegt sie im Mehrkampf den zehnten Platz, im Stufenbarren-Finale schafft sie Rang sechs. Das sind hervorragende Ergebnisse bei diesem Großereignis. Seitz freut sich auf das, was sportlich noch alles kommen soll. Doch nachdem sie von den Olympischen Spielen nach Mannheim zurückgekehrt ist, ist irgendwas anders. Ihre Trainerin Claudia Schunk, die sie in den vergangenen Jahren zu einer Weltklasse-Turnerin geformt hat, geht plötzlich auf Distanz.

„Ich war mental sehr weit unten"
Offensichtlich glaubt die Trainerin nicht mehr an eine Weiterentwicklung ihrer Vorzeigeturnerin. Schunk hängt der weit verbreiteten Theorie an, eine Turnerin solle mit 18 oder 19 ihre Karriere beenden, wenn sie an Olympischen Spielen teilgenommen habe. „Du solltest nicht mehr weitermachen", hört Seitz ihre Trainerin sagen. „Es reicht." Seitz ist völlig perplex. Sie versteht die Welt nicht mehr. Sie will doch unbedingt weiterturnen. „Ich habe selbst an mich geglaubt, aber in Mannheim haben sie dagegen angekämpft. Mir wurde in jeglicher Hinsicht verdeutlicht, dass sie sportlich nichts mehr von mir erwarten. Ab diesem Moment gab es einen Kampf."

Die Atmosphäre im Leistungszentrum wird frostig, das Training nur noch professionell abgespult. Der besten deutschen Turnerin geht es psychisch immer schlechter. „Von 2012 bis 2014 waren es zwei schwere Jahre", sagt Seitz. Besonders 2014 ist „extrem hart", weil sie auch noch einen schweren Ermüdungsbruch am linken Fuß erleidet. Sie muss operiert werden, bekommt zwei Schrauben eingesetzt. „Ich war zum ersten Mal mental sehr weit unten. Das hatte ich davor noch nie erlebt. Es war menschlich sehr enttäuschend." Es fühlt sich für Seitz an, als ob ihre langjährige Trainerin („Sie hat mich als Turnerin aufgebaut. Dafür bin ich sehr dankbar.") sie fallen lässt. Nun hat die 19-Jährige zwei Möglichkeiten. Entweder hört sie auf den Rat ihrer Trainerin und beendet ihre Karriere, oder sie entscheidet sich für einen anderen Weg. Ihren eigenen. „Ich musste

etwas ändern. Ich konnte in Mannheim unmöglich weitermachen" (Abb. 3 – Video).

Seitz entscheidet sich, nach Stuttgart zu gehen. Dort befindet sich der Olympiastützpunkt. Dort glauben die Menschen an sie. Ende 2014 wechselt sie in die Landeshaupt-
stadt. „Ich bin dankbar, dass ich dort aufgenommen wurde,
auch wenn es erst kurz nach meiner Fuß-OP war." In ihrem
neuen Umfeld findet sie zu ihrer Fitness zurück und klettert
aus ihrem mentalen Tal wieder heraus. „Ich bin froh, dass
ich das so gemeistert habe. Viele Turnkolleginnen in Mannheim haben tatsächlich aufgehört. Ich bin die Einzige, die
den Absprung geschafft hat und ihre Karriere fortsetzen
konnte."

Das seelische Wohlbefinden, eine stabile Psyche spielen
im Leistungssport eine extrem wichtige Rolle. Im Turnen
vielleicht ganz besonders. Turnerinnen können sich nicht

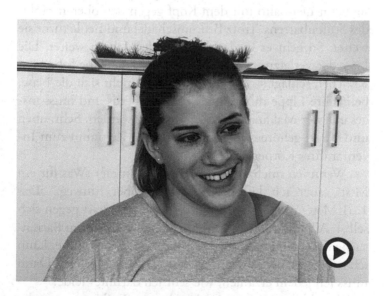

Abb. 3 Interview mit Elisabeth Seitz
(▶ https://doi.org/10.1007/000-28h)

mal eben, wie Mannschaftssportler, für einige Minuten „verstecken" und die anderen machen lassen. „Wir müssen allein an dem Gerät unser Zeug machen", sagt Seitz. Jede Millisekunde entscheidet. „Wenn ich am Barren nur kurz falsch nachdenke, kann sich die Übung komplett ändern. Wenn ich nicht hundertprozentig bei der Sache bin, ist es einfach riskant. Turnen ist eine sehr risikoreiche Sportart. Wenn es da mit der Psyche nicht passt, funktioniert es nicht oder kann sogar gefährlich werden."

Wie riskant das Turnen ist, hat Seitz immer wieder am eigenen Leib zu spüren bekommen. Verletzungen und Schmerzen begleiten sie seit fast 20 Jahren. Ihre Erfolgsgeschichte ist auch eine Leidensgeschichte. Bei der EM 2011 stürzt sie im Training, der ausgekugelte kleine Finger steht im rechten Winkel nach oben ab. Aber die willensstarke Turnerin ist zäh. Der Finger wird wieder eingerenkt, am Abend gewinnt sie Silber. Wenige Monate später knallt sie beim Def-Salto mit dem Kopf gegen den oberen Holm des Stufenbarrens. Trotz Brummschädel und Beule turnt sie weiter. So geht es in den kommenden Jahren weiter. Die Liste der Verletzungen ist lang: Sie reißt sich eine Sehne am Knöchel, schlägt sich einen Zahn aus, bricht sich die Nase, beißt ihre Lippe durch, kugelt den Zeh aus und muss insgesamt vier Mal an den Füßen operiert werden. Schrauben und Nägel gehören über einen längeren Zeitraum zum Inventar ihres Körpers.

„Wenn ich mich verletze, denke ich immer ‚Was für ein Mist‘, aber ich komme schnell darüber hinweg." Das 1,61 Meter große Energiebündel ist extrem hart gegen sich selbst. Allerdings nicht immer. „Wenn ich mir beim Barrenturnen meine Hände aufreiße und Blasen bekomme, kann ich richtig weinerlich sein", erzählt sie schmunzelnd. „Dann muss ich jedem erzählen, wie sehr ich darunter leide."

Obwohl ihr 2016 zwei Schrauben im Fuß immer wieder Probleme bereiten, reist Seitz zuversichtlich zu den Olympischen Spielen nach Rio. Sie will in Brasilien unbedingt ihre erste Olympia-Medaille holen. Im Stufenbarren-Finale ist die Bronzemedaille zum Greifen nah und wird ihr doch entrissen. Ausgerechnet von ihrer deutschen Teamkollegin Sophie Scheder. Seitz fehlen am Ende winzige 0,033 Punkte. Zwischen Bronze und Platz vier liegt der breiteste Graben in der Welt einer Sportlerin. Nach dem Wettkampf fließen Tränen der Trauer. Die Enttäuschung über die knapp verpasste Medaille ist auch noch viele Jahre später spürbar. Seitz windet sich etwas, als sie über dieses Drama von Rio spricht (Abb. 4).

„Es ist für mich bis heute schwer zu verstehen. Das war extrem hart. Für mich sind 0,033 Punkte eigentlich nichts. Wenn ich lande und einen kleinen Schritt nach vorne mache, bekomme ich 0,1 Punktabzug, also viel mehr." Zusätzlich

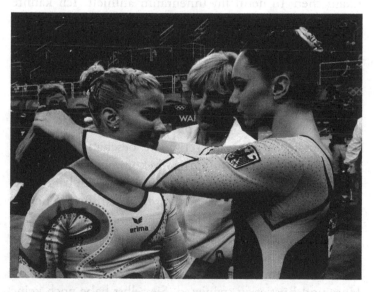

Abb. 4 Olympische Medaille verpasst: Seitz wird in Rio von Bronze-Gewinnerin Sophie Scheder getröstet. (© Dmitri Lovetsky/AP Photo/picture alliance)

trifft es sie, als Journalisten nach dem Wettkampf wissen wollen, welche Fehler sie denn in ihrer Übung gemacht habe. „Ich suchte nach Erklärungen und Worten, stand aber trotzdem als schlechte Verliererin da." Sie bekommt mediale Prügel, weil sie nicht verstehen kann, warum sie schlechter benotet worden ist als ihre Konkurrentin.

Wenige Wochen nach den Olympischen Spielen in Rio dringen schockierende Meldungen aus den USA nach Deutschland. Larry Nassar, langjähriger Arzt des US-amerikanischen Turnverbands, soll über 250 Mädchen und Frauen, darunter zahlreiche US-Turnerinnen, sexuell misshandelt haben. „Das hat mich sehr schockiert. Wenn man so etwas hört, scheint das immer ganz weit weg zu sein. Aber plötzlich war es so nah." Seitz ist Nassar auch schon begegnet. „Ich habe an Wettkämpfen teilgenommen, wo er dabei war. Ich stand neben ihm, weil er sich mit einer amerikanischen Turnerin im Innenraum aufhielt. Ich kannte Turnerinnen, die missbraucht wurden. Das trifft mich sehr." Im Januar 2018 wird Nassar zu 40 bis 175 Jahren Freiheitsstrafe verurteilt.

Von Hilfestellungen und Übergriffen

Auch unter den deutschen Turnerinnen wird über die Thematik sexuelle Übergriffe gesprochen. Gerade in der Pubertät, wenn sich der Körper verändert, beschäftigen sich die Sportlerinnen damit. Im Turnen bekommen die Athletinnen häufig Hilfestellungen. Diese sind vor allem bei riskanten Übungsteilen wichtig. „Man spricht darüber, wenn der Trainer einen festhält und dabei den Po berührt. Dann sagt man ‚Hey, das ist unangenehm.' Man muss aber auch lernen zu unterscheiden. Was ist Hilfestellung und was müsste nicht sein?" Im Nationalteam ist es verboten, in kurzer Hose und Bustier zu trainieren. Sie selbst habe noch keine unangemessene Situation erlebt. „Ich persönlich habe zum Glück keine solchen Erfahrungen machen müssen", versichert sie. Sie wisse auch von keinen Vorfällen in ihrem Bekanntenkreis.

Seitz ist doppelt sensibilisiert für das Thema. Zum einen als aktive Turnerin, zum anderen als angehende Pädagogin. Sie studiert Sport und Englisch auf Lehramt in Ludwigsburg. In zwei Kursen habe sie sich zuletzt intensiv mit der Prävention von sexuellem Kindesmissbrauch beschäftigt. „Das Thema verfolgt mich grad sehr", sagt sie leise.

Probleme gibt es für die Turnerinnen auch mit manchen Fotografen. Diese fotografieren, zum Beispiel beim gegrätschten Jägersalto am Stufenbarren, direkt in den Schritt der Athletinnen. „Es gibt nichts Unangenehmeres", sagt Seitz, wenn sie an solche veröffentlichten Bilder denkt. „Ich diskutiere grad viel darüber, wie sich junge Mädchen auf Social Media präsentieren. Das, was ich beim Turnen anhabe, ist wenig genug. Gerade untenrum ist es sehr knapp. Ich finde es schade, dass es immer wieder Fotografen gibt, die darauf aus sind, in den Schritt zu fotografieren."

Seitz hat auch schon selbst in Redaktionen angerufen und darum gebeten, ein weniger verfängliches Foto von ihr zu veröffentlichen. Das wurde dann auch gemacht. „Aber letztlich kann man da wohl nicht viel machen." Also appelliert sie an die Vernunft der Fotografen und Redakteure, angemessene Bilder auszuwählen. Die Überlegung, beim Wettkampf womöglich lange Hosen zu tragen, überzeugt sie nicht. „Gerade beim Doppelsalto wären lange Hosen riskant, weil man beim Greifen an die Beine am Stoff abrutschen könnte." Gegen eine Veränderung beim Schnitt des knappen Turnanzugs hätte sie dagegen nichts einzuwenden. Zu viel Energie möchte sie für dieses Thema aber nicht verwenden. „Ich bin das gewohnt. Ich klebe meinen Anzug einfach so fest, dass er nicht verrutscht."

Manche Leistungssportlerinnen tun sich schwer, über heikle Themen wie sexuelle Übergriffe oder unangemessene Fotos zu sprechen. Elisabeth Seitz wirkt souverän, gelassen und reflektiert. Hier redet eine Sportlerin, die niemandem mehr etwas beweisen muss. Die sich selbst Schwächen zugesteht. „Vor Jahren dachte ich immer, ich müsse stark sein. Wenn ich heute bestimmte Kraftübungen nicht mehr hinbekomme, dann ärgere ich mich nicht mehr darüber. Wenn's nicht geht, dann geht's nicht. Früher habe ich mich immer ins Training geschleppt, auch wenn es mir nicht gut ging. Heute ruhe ich mich aus. Ich gehe gnädiger mit mir um."

Bestärkt in diesem Denken hat sie ihr Bronze-Erfolg 2018 in Doha. Am Stufenbarren gewinnt sie endlich die erste WM-Medaille ihrer Karriere. Edelmetall ist das, was sie sich so sehnsüchtig gewünscht hat. Bis dahin stand sie in jedem Jahr im Finale. Mal wurde sie Vierte, dann Fünfte, dann wieder Vierte. Sie wollte aber nicht am Karriereende ohne WM-Medaille dastehen, wie so viele ihrer Turnkolleginnen. In Doha, bei ihrer achten WM-Teilnahme, sei ihr dann ein Stein vom Herzen gefallen, sagt sie. „Das ist noch untertrieben. Da sind mir Betonklötze vom Herzen gefallen" (Abb. 5).

Seitdem ist Seitz mit sich im Reinen. Die Heim-WM 2019 in Stuttgart ist dann allerdings Lust und Last zugleich. Einerseits genießt die Wahl-Stuttgarterin als Gesicht dieses Events die enorme mediale Aufmerksamkeit. Andererseits spürt die Weltklasse-Turnerin die hohe Erwartungshaltung und den Druck von Verband und Fans. Bisher hat sie das Angebot von Olympiastützpunkt und Nationalteam, mit einem Psychologen zu sprechen, kaum in Anspruch genommen. „Solange ich gut mit allem klar komme, muss ich mit niemandem sprechen", war sie überzeugt. „Ich möchte nicht in meinen Gedanken durcheinandergebracht werden oder womöglich ins Grübeln kommen." Im Vorfeld der WM in Stuttgart hat sie aber erstmals das Bedürfnis zu reden. Das Gespräch tut gut. „Ich hatte das Gefühl, es reicht schon, einfach mal Dinge auszusprechen – ohne dass

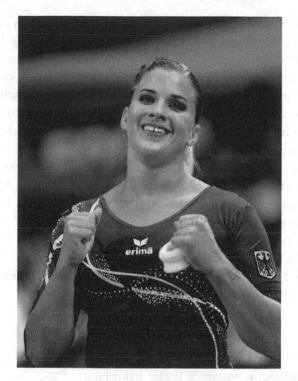

Abb. 5 Große Erleichterung: Elisabeth Seitz holt sich 2018 in Doha endlich ihre WM-Medaille. (© Volker Minkus/DTB)

mir jemand einen Rat geben muss." Im WM-Mehrkampf wird sie Sechste, am Stufenbarren Achte.

2020 soll ein besonderes Jahr werden. Seitz freut sich auf ihre dritten Olympischen Spiele und auf den längsten Urlaub ihres Lebens. Sie will nach den Wettkämpfen in Tokio drei Wochen mit ihrem Freund in den USA ausspannen. Doch dann kommt das Virus. Corona wirft alle Pläne über den Haufen. Die Olympischen Spiele in Tokio werden auf 2021 verschoben, der Urlaub wird storniert.

Seitz nutzt die Zeit, um ihre Blessuren auszukurieren. „Es wird nicht einfacher mit den Jahren. Mein Körper hat schon viele Belastungen auf dem Buckel. Ich muss liebe-voller mit ihm umgehen, damit er mich noch einige Jahre durchbringt – nicht nur durchs Turnen." Sie lacht, aber meint es doch sehr ernst. Seitz weiß, dass sich ihre Sportler-karriere auf der Zielgeraden befindet. Vielleicht macht sie noch weiter bis zu den European Championships 2022 in München. Aber was kommt dann? Wo sieht sie sich in 20 Jahren?

Sie denkt kurz nach. Dann kommt die Antwort wie aus der Pistole geschossen. „Mit 47 lebe ich mit meinem Mann und meinen zwei oder drei Kindern in einem süßen Häus-chen, arbeite als Lehrerin und bin auf irgendeine Art mit dem Turnen verbunden." Augenzwinkernd fügt sie hinzu: „Ich war in den letzten 20 Jahren sehr oft in einer Turn-halle. Ich freue mich, wenn ich endlich viel an der frischen Luft sein kann."

Steckbrief Elisabeth Seitz

Geboren: 4. November 1993 in Heidelberg
WM-Bronze 2018 am Stufenbarren (Doha)
EM-Silber 2011 im Mehrkampf (Berlin)
EM-Bronze 2017 am Stufenbarren (Cluj-Napoca)
22-malige Deutsche Meisterin (Rekord)
Deutschlands Turnerin des Jahres 2009, 2010, 2011, 2012, 2018, 2019
Nach ihr wurde 2011 das Turnelement *Der Seitz* benannt

Timo Hildebrand

„Du denkst, dir gehört die Welt"

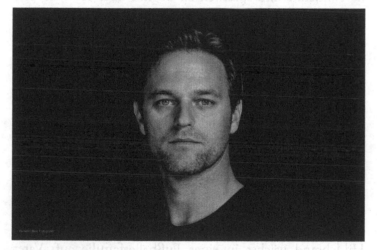

© Wilhelm Betz

Elektronisches Zusatzmaterial Die elektronische Version dieses Kapitels enthält Zusatzmaterial, das berechtigten Benutzern zur Verfügung steht https://doi.org/10.1007/978-3-662-62552-1_8. Die Videos lassen sich mit Hilfe der SN More Media App abspielen, wenn Sie die gekennzeichneten Abbildungen mit der App scannen.

© Der/die Autor(en), exklusiv lizenziert durch Springer-Verlag GmbH, DE, ein Teil von Springer Nature 2021
J. Seemüller, *Am Limit – Wie Sportstars Krisen meistern*,
https://doi.org/10.1007/978-3-662-62552-1_8

Sein Äußeres erinnert an Hollywood-Star Brad Pitt. Stylischer Dreitagebart, dunkelblonde Haare, stahlblaue Augen. Aber Timo Hildebrand ist kein Schauspieler. Ein Star ist der Fußballtorwart trotzdem. Zumindest für viele Fans des VfB Stuttgart. Mit einem überragenden Hildebrand im Tor wurde der Klub 2007 Deutscher Meister. Das haben die Anhänger des Vereins bis heute nicht vergessen. Überall in der Stadt wird er erkannt, manchmal wird er auch angesprochen. Das ist für ihn kein Problem. Privat möchte er aber seine Ruhe haben. Deshalb steht sein Name auch nicht am Hauseingang.

Wir sitzen uns am Wohnzimmertisch gegenüber. Mindestabstand zwei Meter. Wir befinden uns mitten in der Corona-Pandemie und sprechen zu Beginn über die weltweite Krise, die so vieles in Frage stellt – auch unseren bisherigen Lebensstil. „Wir verbrauchen schonungslos die Ressourcen unserer Welt", sagt der 42-Jährige nachdenklich. „Vielleicht ist das mit ein Grund für diese Pandemie. Die Erde schlägt zurück." Timo Hildebrand wirkt reflektiert. 2016 hat er seine Profikarriere beendet. Seitdem macht er sich viele Gedanken darüber, wie er leben will. Das war nicht immer so. „Früher war ich in meinem eigenen Kosmos. Ich hatte nur den Sport."

Als Kind spielt er Tennis und Basketball, aber noch lieber Fußball. Jeden Tag ist er auf dem Bolzplatz in Hofheim. Der kleine, heimelige südhessische Ort mit seinen gut 5000 Einwohnern ist der größte Stadtteil von Lampertheim. Hildebrand wächst in einer Fußballerfamilie auf. Vater Günther kickt in der ersten Mannschaft des FV Hofheim/Ried. Bruder Volker, fünf Jahre älter als Timo, stürmt für die Jugendteams. Der junge Timo bekommt von seinem Patenonkel zu Weihnachten seine ersten Torwarthandschuhe geschenkt. Seitdem will er nur noch ins Tor.

Das klingt alles sehr idyllisch, ist es aber nicht. Der Vater ist alkoholkrank. „Es gab immer viel Streit in der Familie", erinnert sich Hildebrand. Mal zieht der Vater von zu Hause aus, dann ist er plötzlich wieder da. „Ich bin dem Streit meiner Eltern aus dem Weg gegangen und habe mich oft auf mein Zimmer zurückgezogen. Ich war eher introvertiert."

Gut, dass er den Fußball als Ausgleich hat. „Vielleicht war es auch eine Art Flucht", sagt Hildebrand. Auf jeden Fall besser als die lautstarken verbalen Auseinandersetzungen zu Hause. Beim Fußballspiel kann er draußen sein und sich mit Freunden treffen. „Die Truppe war wie eine Ersatzfamilie, meine Heimat." Vor allem Ringo, sein Torwarttrainer, kümmert sich um den jungen Timo. Er fördert und motiviert den talentierten Torhüter.

Hofheim hat damals eine richtig gute Jugendmannschaft. Sie gewinnt ihre Spiele meist hoch zu Null. Timo Hildebrand hat wenig zu tun im Tor. Also spielt er immer wieder mal auf dem Feld mit. Diese Geschicklichkeit, gut mit dem Ball am Fuß umgehen zu können, kommt ihm später zugute. Bis heute gilt Hildebrand als einer der ersten „modernen Torhüter" in Deutschland. Unter „modern" versteht man Torwarte, die nicht nur Bälle abwehren können, sondern durch ihr fußballerisches Können auch direkt den Spielaufbau vorantreiben.

Hildebrands Talent wird schnell von anderen Vereinen erkannt. Mit 15 hat er Angebote vom FSV Frankfurt und SV Waldhof Mannheim vorliegen. Etwas vorschnell unterschreibt er einen Vertrag für die B-Junioren in Mannheim. „Aber irgendwie hatte ich dann kein so gutes Gefühl", erzählt er. Warum, weiß er nicht mehr. Er bleibt noch ein Jahr in Hofheim. Hildebrand spielt in der Hessen-Auswahl, nimmt regelmäßig an Sichtungs-Lehrgängen teil. Er absolviert Probetrainings beim 1. FC Köln, bei Eintracht

Frankfurt und beim VfB Stuttgart – alles namhafte Traditionsvereine in Deutschland. Stuttgart gilt damals als die Top-Adresse im deutschen Nachwuchsfußball. „Meine Eltern und ich haben uns für den VfB entschieden. Die Gespräche waren gut, und Stuttgart war nicht so weit entfernt von Hofheim."

Mit 16 weg von zu Hause

Timo Hildebrand ist grad 16 geworden, als er diesen Schritt wagt. Weg von zu Hause. Weg von seinen Hofheimer Fußballkumpels. Der Junge vom Lande landet plötzlich in einer Großstadt. „In den ersten Monaten hatte ich Heimweh. Ich wundere mich heute, dass ich das so durchgezogen habe." Hildebrand lebt im Fußballinternat des VfB Stuttgart. Er verlässt nach der Mittleren Reife die Schule und macht eine Ausbildung zum Groß- und Außenhandelskaufmann in einem Feinkostgeschäft. Ein straffes Programm: tagsüber arbeiten, Training am Abend und am Wochenende die Spiele. „Das war meine schwerste Zeit", sagt er rückblickend.

1999 holt Trainer Ralf Rangnick das junge Torwart-Talent in seinen Bundesliga-Profikader. Hildebrand ist die Nummer drei im Tor – hinter Franz Wohlfahrt und Achim Hollerieth. Am 26. November steht das Auswärtsspiel beim SC Freiburg an. Über Nacht ist Stammkeeper Wohlfahrt krank geworden, und Achim Hollerieth ist außer Form. „Du spielst heute", sagt ihm Trainer Rangnick. „Das war alles so kurzfristig, dass ich gar keine Zeit hatte, groß nervös zu sein. Das war wahrscheinlich auch gut so." Im Spiel wird der 20-Jährige nicht besonders gefordert, der VfB Stuttgart gewinnt 2:0. Das Bundesliga-Debüt ist geglückt.

Timo Hildebrand hat bewiesen, dass man sich auf ihn verlassen kann. In der kommenden Saison macht ihn der Trainer zum Stammtorhüter. Aber es läuft nicht in der Mannschaft. Der VfB steckt mitten im Abstiegskampf. Im

Februar 2001 wird Trainer Ralf Rangnick entlassen. Als Nachfolger kommt Felix Magath. Ausgerechnet Magath. Der neue Coach hat in der Branche den Ruf des Feuerwehrmanns und des Schleifers. Viele Teams hat er durch seine autoritäre Art und seine extrem harten Trainingseinheiten vor dem Abstieg gerettet.

Jetzt soll Magath auch mit dem VfB Stuttgart den Klassenerhalt schaffen. „Als er kam, hatten alle Angst", erinnert sich Hildebrand. „Das hat man deutlich gespürt." Der Torwart muss vor dem ersten Spiel in Bochum auf Magaths Zimmer. Der Trainer ist sich nicht sicher, ob er dem jungen Torwart in dieser brisanten Situation vertrauen kann. „Es war nicht einfach für mich, diesen Druck zu spüren."

Magath lässt Hildebrand spielen. Der dankt es ihm mit guten Leistungen. Letztlich schafft der VfB Stuttgart den Klassenerhalt. Dank der eisenharten Hand des Trainers. Aber der Preis ist hoch, die psychische Belastung enorm. „Im System Magath war viel auf Angst aufgebaut. Unter ihm musst du funktionieren, immer Gas geben und bis ans

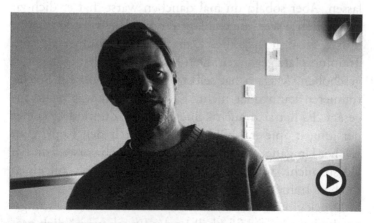

Abb. 1 Interview mit Timo Hildebrand
(▶ https://doi.org/10.1007/000-28j)

Limit gehen. Im Training hat keiner links und rechts geschaut oder den Ball verloren gegeben" (Abb. 1 – Video).

Der Erfolg scheint der Methode Magath recht zu geben.
Der strenge Coach formt aus einer Mischung von er-
fahrenen Routiniers und jungen, talentierten Spielern nicht
nur eine spielstarke Mannschaft. Er trainiert auch bald das
körperlich fitteste Team der Liga. „Wir sind marschiert
ohne Ende", sagt Hildebrand. Bundesweit werden Lobes-
hymnen auf „Die jungen Wilden" des VfB Stuttgart ge-
sungen. 2003 und 2004 qualifiziert sich die Magath-Truppe
für die internationale Champions League.

Dauerstress unter Trainer Magath
Während Magath seinen Ruf in der Branche aufpoliert hat
und im Sommer 2004 zum großen FC Bayern München
wechselt, hinterlässt er in Stuttgart ein „ausgelutschtes"
Team. Dreieinhalb Jahre unter Feldwebel Magath haben
extrem viel Kraft gekostet. Sein autoritärer Umgangsstil
hinterlässt Spuren, körperlich und mental. „Bei ihm hatten
wir Dauerstress", sagt Hildebrand.

„Solange du funktioniert hast, hat er dich in Ruhe gelassen. Aber sobald du mal daneben warst, hat er dich zu
sich zitiert. Wer angeschlagen oder leicht verletzt war,
musste zu ihm ins Büro. Danach bist du immer auf den
Trainingsplatz gegangen. Den Rat der Ärzte hat er beiseite-
geschoben. Magath hat selbst entschieden, ob ein Spieler
trainieren kann oder nicht. Kritik an ihm war nicht angesagt. Es hat sich auch keiner getraut. Zumindest keiner
der jungen Spieler." Hildebrand schüttelt den Kopf. „Ein
solcher Umgang mit Spielern ist kaum noch vorstellbar. Ich
wüsste nicht, wie heutzutage eine Mannschaft auf einen
solchen Trainer reagieren würde."

Druck gibt es überall, in allen Bereichen einer Leistungs-
gesellschaft. Im Profifußball ist der Druck womöglich größer als anderswo. Die Spieler müssen mindestens einmal

pro Woche im Spiel zeigen, was sie können. Nicht unter Ausschluss der Öffentlichkeit oder im Büro mit zwei anderen Kollegen. Sie performen regelmäßig vor 50.000 Fans oder mehr im Stadion und vor Millionen Fußball-Anhängern an den Bildschirmen. Die Spiele werden live übertragen. Es gehört zum Geschäft, dass die Profis von Journalisten, Trainern, Managern und Fans permanent bewertet werden. „Entweder du schaffst das, oder es geht relativ schnell zu Ende mit deiner Karriere. Das ist der Unterschied, ob du Profi bist oder Amateurfußballer. Du musst es schaffen, mit diesem Druck umzugehen", sagt Hildebrand.

Vor allem ein Torwart steht mächtig unter Druck. Zeigt er eine gute Leistung, kann er mit seinen Paraden Spiele für sein Team gewinnen. Hat er einen schlechten Tag, unterlaufen ihm gleich mehrere Patzer, wird er mit Häme zugeschüttet. „Als Torwart kannst du dich nicht verstecken. Als Feldspieler kannst du dich dagegen schon mal verkrümeln. Da ist auch nicht jeder Fehler so offensichtlich. Aber als Keeper musst du einfach da sein." Hildebrand liebt diesen Nervenkitzel, diesen mentalen Tanz auf der Rasierklinge. „Wenn du eine geile Parade machst und der Mannschaft helfen kannst, dann ist das sehr viel wert. Das macht einen glücklich und stolz."

Aber nicht immer ist Hildebrand mental stabil. Manchmal ist er auf dem Spielfeld nur körperlich anwesend. Dann kreisen seine Gedanken um alles, nur nicht um Fußball. Wie beim Bundesliga-Spiel in Wolfsburg. „Das war eine Phase, da stand ich im Tor und habe nichts mehr gewusst." Er hat Probleme in seiner Beziehung. Die machen ihm so zu schaffen, dass er sich ausgebrannt und leer fühlt. „Ich weiß nur noch, dass wir damals 1:0 gewonnen haben. Sonst kann ich mich an nichts mehr erinnern. Ich stand völlig neben mir. Verrückt, dass ich da überhaupt auf dem Platz stand."

„Fußball ist ein Männerding"

Nach außen lässt er sich nichts anmerken. Schwäche zeigen geht nicht im Leistungssport. „Fußball ist ein Männerding. Wir Männer sprechen nicht gern über Gefühle oder psychologische Themen." Er erinnert sich daran, dass seine Mutter früher zum Psychologen gegangen ist. Einmal hat er sie gefragt: „Wie kannst du einem Wildfremden deine Probleme erzählen?" In seiner Zeit beim VfB Stuttgart denkt er anders darüber. Er nimmt psychologische Unterstützung in Anspruch. „Mir hat das viel geholfen. Heute würde ich sogar in der Mannschaft darüber reden, wenn ich mit einem Psychologen zusammenarbeiten würde."

In den Spielzeiten 2003/2004 wächst Hildebrand über sich hinaus. Er bleibt 884 Minuten, also fast zehn Spiele, ohne Gegentor. Das hat bis dahin nur Oliver Kahn geschafft. Jetzt gelingt es dem Torwart des VfB Stuttgart. „Ich hatte damals wirklich das Gefühl, unbezwingbar zu sein. Ich habe mich extrem gut gefühlt." Aber ein Keeper ist nur so gut wie seine Kollegen in der Verteidigung, die vor ihm die Abwehrarbeit leisten. Und da hat er mit Spielern wie Bordon, Meira und Soldo hervorragende Mitspieler. Bis heute gilt dieser Rekord. Hildebrand freut sich darüber, misst ihm aber keine übergeordnete Bedeutung zu. „Ich wache nicht jeden Morgen auf und denke: ‚Wie geil!'".

Timo Hildebrand reift beim VfB Stuttgart zu einer Führungspersönlichkeit. Obwohl er vom Naturell eher ein introvertierter Mensch ist, mag er es, Verantwortung zu übernehmen. Er liebt die Rolle als Leader. Er ist ehrgeizig, will Dinge verbessern. Beim schwäbischen Bundesligisten erkennen sie die sportlichen und charakterlichen Stärken Hildebrands. Der VfB Stuttgart möchte Anfang 2005 den im Sommer auslaufenden Vertrag mit dem Torhüter verlängern. Hildebrand ist 25, Nationalspieler und einer der besten Torwarte Deutschlands. Das weiß er und möchte,

dass dies im neuen Vertrag entsprechend finanziell ge-
würdigt wird. Die Vertragsverhandlungen überlasst er seinem Spielervermittler Dusan Bukovac. Der Serbe gilt in der
Szene als knallharter Verhandler. Beim Aushandeln des
neuen Zweijahresvertrags setzt er den VfB Stuttgart unter
Druck, obwohl der Verein das Gehalt Hildebrands deutlich
aufbessern will. Seinen Klienten, der sich eigentlich nur
aufs Fußballspielen konzentrieren will, informiert Bukovac
nicht über die Sachlage.

Als Hildebrand eines Morgens im Kraftraum trainiert,
kommt plötzlich der VfB-Sportdirektor zu ihm und teilt
ihm mit, dass er sich noch am selben Tag entscheiden
müsse. Entweder unterschreibt er den Vertrag, oder der
Deal platzt. Hildebrand ist völlig perplex. Er weiß nicht,
dass Bukovac und der Verein für diesen Tag eine Deadline
vereinbart haben. Kurz darauf sitzt Hildebrand ohne seinen
Berater VfB-Präsident Erwin Staudt, Sportdirektor Herbert
Briem und Geschäftsführer Jochen Schneider gegenüber.
Er muss allein mit ihnen verhandeln. Vor dem Klubhaus
haben sich bereits zehn Kamerateams postiert und warten
auf eine Entscheidung. Der Verein bricht die Verhandlungen
verärgert ab. „Danach habe ich zwei Wochen brutal schlecht
geschlafen und auch ziemlich abgenommen. Bukovac hatte
mich überhaupt nicht informiert, dass an dem Tag die
Deadline war. In einer solchen Situation als 25-Jähriger allein dazusitzen, war eine Katastrophe."

Fehlende väterliche Energie
Mit dem Abstand von einigen Jahren versucht Hildebrand
zu verstehen, was damals passiert ist. Er hat sich den harten
Verhandler Bukovac an seine Seite geholt, weil er denkt,
„das Business funktioniert eben so." Zu diesem Zeitpunkt
hält er sich überhaupt an Menschen, die mit Stärke und
Autorität auftreten. Die Meinung dieser Leute ist ihm
wichtig. Er spürt nicht, dass sie ihm nicht guttun. „Ich

konnte nicht selbst für mich eintreten. Das hatte ich nie gelernt. Ich denke, das rührt aus meiner Kindheit. Mir fehlten die väterliche Energie und Stärke. Mit meinem Vater war keine Kommunikation möglich. Ich konnte ihn nicht um Rat fragen."

Unter den zähen Vertragsverhandlungen („ein Hickhack") leidet sein öffentliches Image. Der Torwart steht als Abzocker da. „Wie das alles gelaufen ist, hat überhaupt nicht zu mir gepasst. Das hat alles negativ auf meinen Namen eingezahlt." Erst als VfB-Trainer Matthias Sammer seinem Torwart ein letztes Ultimatum stellt und DFB-Präsident Mayer-Vorfelder vermittelt, lenkt Hildebrand ein und verlängert seinen Vertrag um zwei Jahre bis 2007. Mit stockender Stimme liest er vor Medienvertretern eine vorgefertigte Nachricht seiner Kehrtwende vom Blatt ab.

Hildebrand ist froh, geblieben zu sein. Es läuft gut. Bei der Mannschaft und beim Torwart. Hildebrand ist Nationalspieler, erlebt als Mitglied des DFB-Kaders hautnah das „Sommermärchen" der Heim-WM 2006 in Deutschland. Besonderer Höhepunkt: das Spiel um Platz drei gegen Portugal in seiner Fußball-Arena in Stuttgart und die anschließenden Feierlichkeiten mit den Fans in der City.

In der Saison 2006/2007 spielt sich der VfB Stuttgart unter Trainer Armin Veh immer mehr in einen Rausch. Zur Winterpause steht das Team auf Tabellenplatz vier. Doch wieder sorgt der Torwart für Unruhe. Wieder geht es um die Verlängerung seines Vertrags. Wieder hat Berater Dusan Bukovac seine Finger im Spiel. Noch immer lässt Hildebrand den Serben für sich verhandeln – trotz der schlechten Erfahrungen zwei Jahre zuvor. „Die Wertschätzung einem Spieler gegenüber schlägt sich auch im Gehalt nieder. In Stuttgart wurden Profis, die von außen kamen, finanziell immer besser bezahlt als Spieler, die schon seit vielen Jahren im Verein sind. Deshalb war es grundsätzlich richtig, einen Berater zu haben, der das Bestmögliche für mich herausholt" (Abb. 2).

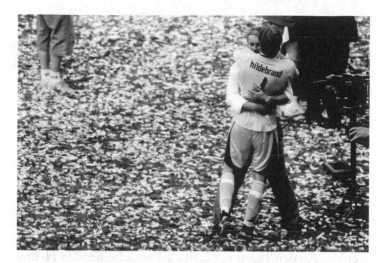

Abb. 2 Timo Hildebrand umarmt seinen Trainer Armin Veh.
(Foto: privat)

Der VfB Stuttgart bietet Hildebrand einen Vierjahresvertrag zu leicht verbesserten Konditionen an. „Das Angebot war überhaupt nicht akzeptabel", sagt Hildebrand. Berater Bukovac teilt dem Verein mit, man prüfe Angebote aus dem Ausland. Daraufhin bricht der VfB Stuttgart die Gespräche ab. Nun steht fest: Hildebrand wird den VfB Stuttgart im Sommer verlassen. Ein Jahr später wird sich der Torwart von seinem Berater Bukovac trennen. „Im Endeffekt hat er gar nicht zu mir gepasst", weiß Hildebrand.

Wenigstens steht jetzt die Entscheidung. Hildebrand kann sich wieder ganz auf den Sport konzentrieren. Und da läuft es hervorragend. Der VfB Stuttgart mischt mit im Kampf um den deutschen Meistertitel. Am vorletzten Spieltag muss der VfB in Bochum antreten. Es ist ein Spiel auf Messers Schneide. Zwei Mal müssen die Stuttgarter einem Rückstand hinterherlaufen. Aber die selbstbewussten Schwaben, die zuvor acht Spiele in Folge gewonnen haben, drehen das Spiel noch und gewinnen 3:2. Kurz vor Schluss steht

Hildebrand im Mittelpunkt. Eine Hereingabe fällt dem Bochumer Christoph Dabrowski direkt vor der Torlinie vor die Füße. Wie ein Magier wirft sich Hildebrand in den Schuss und wehrt ihn zur Ecke ab. In diesem Moment hält der Torwart den Sieg fest. Aus dem Keeper, der die Kapitänsbinde trägt, brechen die Emotionen heraus. Er schreit laut vor Glück. Für viele Fans ist dies der Augenblick, in dem Hildebrand für den VfB Stuttgart den Meistertitel gewinnt.

Elektrisierende Stimmung
Nach dem Spiel gibt es viele Tränen bei den Spielern. Auch bei Timo Hildebrand. Alle wissen, dass sie nun am letzten Spieltag die große Chance haben, Deutscher Meister zu werden. An den Tagen vor dem alles entscheidenden Heimspiel gegen Energie Cottbus herrscht in Stuttgart Ausnahmezustand. Eine ganze Stadt ist elektrisiert. Die Anspannung der Spieler ist enorm. „Ich bin am Spieltag aufgewacht und dachte: ‚Okay, heute ist die Entscheidung. Entweder, oder.‘“ Hildebrand weiß: Es wird sein letztes Spiel für den VfB Stuttgart in der heimischen Arena sein.

Stuttgart gewinnt mit 2:1 und holt sich den Titel. Nach dem Schlusspfiff brechen alle Dämme. Timo Hildebrand sinkt auf die Knie, die Fäuste in den Himmel reckend. Dann lässt er sich auf den Bauch fallen, die Spielerkollegen kommen angerannt und begraben ihren Torwart unter sich. Fans liegen sich weinend in den Armen, Betreuer und Ersatzspieler tollen wie kleine Kinder ausgelassen über den Rasen. Hildebrand und seine Mitspieler laufen eine Ehrenrunde und klatschen sich ab mit den Anhängern, die auf die Zäune geklettert sind. Stuttgart feiert seinen ersten Meistertitel seit 1992 (Abb. 3).

Nachdem der Mannschaft die Meisterschale überreicht worden ist, versammelt sie sich vor der Cannstatter Kurve. Hier halten sich die treuesten Fans des VfB Stuttgart auf. Präsident Erwin Staudt dankt Timo Hildebrand für 12 Jahre

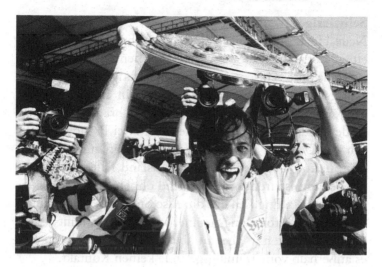

Abb. 3 Ehrenrunde mit Meisterschale nach dem Titelgewinn 2007 mit dem VfB Stuttgart. (Foto: privat)

Vereinstreue. Dann schnappt sich der Torwart das Mikrofon. Mit fester Stimme sagt er: „Es war immer mein größter Traum, mit dem VfB Deutscher Meister zu werden. Und dieser Traum ist in Erfüllung gegangen." Unbeschreiblicher Jubel brandet im Stadion auf. Wieder lassen viele Fans ihren Tränen freien Lauf. „Das war sehr emotional", erinnert er sich. „Das war eine spontane Rede. Ich habe es gar nicht realisiert, dass es mein letztes Spiel im eigenen Stadion war."

Noch emotionaler wird es für ihn eine Woche später. Der VfB Stuttgart hat das Pokalfinale in Berlin gegen Nürnberg verloren. Nach dem Spiel geht er mit seinem Torwarttrainer Eberhard Trautner in die Kabine und weint hemmungslos in dessen Armen. Die ganze Anspannung bricht aus ihm heraus. Dann geht es zurück nach Stuttgart. Der Mannschaftsbus bringt die Spieler zum Vereinsheim. Als Hildebrand von dort nach Hause fährt, wird ihm erstmals bewusst, dass dies sein letztes Spiel für seinen geliebten Verein gewesen ist. „Es war richtig schlimm."

Schwieriger Neuanfang

Neue Herausforderungen warten auf ihn. Hildebrand hat einen Dreijahresvertrag beim spanischen Erstligaklub FC Valencia unterschrieben. „Es war die richtige Entscheidung, Stuttgart zu verlassen. Aber ich hätte ein anderes Umfeld und eine funktionierende Mannschaft gebraucht. Ich hatte in der ersten Saison vier Trainer und zwei Präsidenten. Es war ein Desaster. Es war der falsche Verein zum richtigen Zeitpunkt." Der Neuanfang im Ausland fällt schwer. Die Umgebung ist fremd, die Sprache ohnehin. „Die Spanier sprechen kein Englisch mit dir. Also Spanisch, oder nichts." Er hat zwar Verbindung zu einer spanischen Familie, die er aus Stuttgart kennt, aber zu den neuen Teamkollegen gibt es außerhalb vom Trainingsgelände keinen Kontakt.

Und dann ist da noch Santiago Canizares. Eigentlich ist Hildebrand verpflichtet worden, um in Valencia die Nachfolge der Torwart-Ikone anzutreten. Doch plötzlich wird bekannt, dass Canizares, der fast zehn Jahre älter ist, seinen Vertrag um zwei Jahre verlängert. Ein Machtspiel beginnt. Mal spielt Hildebrand, aber meist steht der bei den Fans beliebte Spanier zwischen den Pfosten. Canizares behandelt Hildebrand wie einen Eindringling in sein Revier. Immer wieder legt er dem Deutschen Steine in den Weg. Eines Tages eskaliert der Konflikt beim Training. Beide Torhüter schießen sich gegenseitig die Bälle zu. „Aber er hat mir die Bälle nur larifari zugeschossen. Irgendwann war mir das zu blöd. Da habe ich ihm die Bälle um die Ohren geschossen." Ab diesem Zeitpunkt ist das Tischtuch zwischen den Beiden zerschnitten (Abb. 4).

Als im Herbst 2007 mit dem Niederländer Ronald Koeman ein neuer Trainer kommt, steigen die Chancen Hildebrands. Im Dezember wird Canizares vorübergehend suspendiert, der Neuzugang aus Deutschland wird Stammtorwart. Hildebrand rechtfertigt seine Nominierungen durch gute Leistungen. Nach dem Pokal-Halbfinalspiel bei

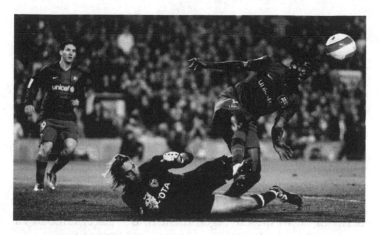

Abb. 4 Hildebrand als Torwart des FC Valencia im Spiel gegen den FC Barcelona mit den Weltstars Lionel Messi (l.) und Samuel Eto'o. (Foto: privat)

Real Madrid wird der Keeper von den spanischen Medien überschwänglich als Spieler des Spiels gefeiert. Seine 14 Glanzparaden verhelfen dem FC Valencia zum Einzug ins Pokalfinale. Dort gewinnt Hildebrand durch einen Sieg gegen den FC Getafe den spanischen Pokal.

Alles scheint gut zu sein. Doch dann überschlagen sich die Ereignisse. Nur fünf Tage nach dem Pokalfinale wird Trainer Koeman entlassen. Ein Schock für Hildebrand. Aber es kommt noch schlimmer. Mitte Mai gibt Bundestrainer Joachim Löw den deutschen Kader für die Fußball-Europameisterschaft in Österreich und der Schweiz bekannt. Die Experten gehen davon aus, dass Hildebrand als Nummer zwei hinter Jens Lehmann nominiert wird.

„Ich war traurig und leer"
Am Morgen des 16. Mai klingelt sein Telefon. Torwarttrainer Andreas Köpke ist dran. Köpke teilt ihm mit, dass er bei der EM nicht dabei sein wird. „Das war ein richtig heftiger Schlag. Ich war traurig und leer." Hildebrand kann die

Entscheidung nicht nachvollziehen. Sicherlich ist er durch seinen Wechsel nach Valencia etwas aus dem Fokus des Bundestrainers und der Öffentlichkeit geraten. Aber er hat gute Leistungen gebracht, ist Stammspieler bei einem spanischen Spitzenklub. „Wenn ich in der Bundesliga geblieben wäre, wäre kein Weg an mir vorbeigegangen", glaubt er. „Sie haben mir nicht zugetraut, im Tor zu stehen, falls sich Jens Lehmann verletzt." Eine bittere Erkenntnis. Für Hildebrand nominiert der Bundestrainer Robert Enke und den jungen René Adler.

Hildebrand hat an seiner Ausbootung schwer zu knabbern. Er ist in diesen Tagen nicht in der Lage, Fußball zu spielen. Er teilt dem Interimstrainer des FC Valencia mit, dass er in den verbleibenden zwei Ligaspielen nicht mehr spielen will. Dann kommt mit Unai Emery ein neuer Coach und ein weiterer Tiefschlag. Emery bringt einen neuen Torhüter mit. Der Brasilianer Renan Brito wird die neue Nummer eins, Hildebrand als dritter Torwart auf die Tribüne verwiesen.

Aus Enttäuschung geht Hildebrand nicht zum ersten Ligaspiel ins Stadion. Damit ist er beim Trainer unten durch. Das Verhältnis ist zerrüttet. Hildebrand teilt dem Trainer mit, dass er den Verein verlassen will. Doch es ist zwei Tage vor dem Ende der Transferperiode. Fußballprofis, die einen laufenden Vertrag haben, dürfen nur in bestimmten Zeitfenstern eines Jahres den Verein wechseln. Hildebrand muss in Valencia bleiben. „Dann habe ich eben ein halbes Jahr irgendwie trainiert und Urlaub gehabt."

In Spanien erlebt Hildebrand zum ersten Mal vehement die Schattenseiten des Fußball-Business: Machtkämpfe, Abhängigkeit vom Trainer, Zurückweisungen. Bis zum Meistercoup mit dem VfB Stuttgart ist es unaufhaltsam nach oben gegangen mit seiner Karriere. Plötzlich hakt es. Plötzlich kommt er ins Grübeln. „Viele sagen, die Zeit in Valencia hätte mir gutgetan. Ich wirkte früher arrogant auf viele Menschen. Aber das war eher ein Schutz. Dieser steile Aufstieg mit den vielen Millionen Euro Gehalt macht was mit jungen Fußballern. Du denkst, dir gehört die Welt. In Valencia habe ich Demut gelernt."

Im Winter 2008 eröffnen sich zwei neue Optionen. Hildebrand liegen Angebote aus der deutschen Bundesliga vor. Dortmund und Hoffenheim zeigen Interesse an dem in Valencia ausgemusterten Profi. In Dortmund ist Jürgen Klopp neuer Trainer geworden. Er will, dass Hildebrand Druck auf Stammtorwart Roman Weidenfeller ausübt. Aber eine solche Rolle will Hildebrand nicht. Zumal Hoffenheim mit Ralf Rangnick einen Trainer hat, der ihn in Stuttgart zum Bundesliga-Torwart gemacht hat. Hoffenheim mischt als Aufsteiger die Liga auf, steht zur Winterpause auf Tabellenplatz eins. „Hoffenheim war damals wahnsinnig euphorisch. Ein spannendes Projekt." Außerdem ist es vom badischen Hoffenheim nicht weit nach Stuttgart. Ein „sicherer Hafen" also für den Keeper, der sich nach Ruhe, Beständigkeit und Heimat sehnt.

Ein falsches Spiel

Hildebrand bestreitet für Hoffenheim 38 Spiele. Aber die Euphorie ist schnell verflogen. Eitelkeiten und Kompetenzstreitigkeiten belasten das Klima im Verein. Der sportliche Erfolg lässt nach. Dazu gibt es wieder mal Probleme wegen Hildebrands Berater. Im Winter 2009 hat Hildebrand die Möglichkeit, seinen Vertrag, der noch bis Sommer 2010 läuft, zu verlängern. Doch ein Spielerberater verdient nur dann viel Geld, wenn er seinen Spieler zu einem anderen Verein transferiert. Also lässt er Hildebrands Vertrag in Hoffenheim auslaufen. Ein riskantes Spiel. Denn einen neuen Verein kann er dem Keeper nicht präsentieren. Angeblich soll der VfB Stuttgart Interesse zeigen. Doch das stimmt nicht. „Da lief ein falsches Spiel. Das fühlte sich blöd an. Im Hintergrund zogen irgendwelche Menschen die Strippen, und ich bekam das alles nicht mit. Ich habe darunter sehr gelitten." Die Folge: Im Sommer 2010 steht der Torwart ohne Verein und ohne Vertrag da. Wieder hat Hildebrand einem Berater vertraut. Wieder wird er enttäuscht.

„In diesem Geschäft verfolgt jeder seine eigenen Interessen. Du bist als Spieler oft außen vor und hast keinen Einblick, was wirklich abläuft. Man fragt sich, wem man überhaupt vertrauen kann. Heute würde ich versuchen, das alleine zu machen und selbst die Rahmenbedingungen definieren. Ein Anwalt würde dann die Verträge aufsetzen. Aber ich würde ohne Spielerberater arbeiten."

Kurz vor Ende des Transferfensters meldet sich Sporting Lissabon. Der portugiesische Klub, der seine besten sportlichen Zeiten hinter sich hat, bietet Hildebrand einen Einjahresvertrag an. Aber eine echte Chance bekommt der Deutsche nie. Auch wenn er in drei UEFA-Pokal-Spielen ins Tor darf, ist er nur Mitläufer. „Der Trainer hat nie mit mir geredet. Ich bin im Besprechungsraum immer zur Tafel gegangen und habe geschaut, ob er mich für das Spiel nominiert hat." Lissabon und Hildebrand, das passt nicht. In der Liga bestreitet der Keeper kein einziges Spiel. Vom Trainer wird er für die Wochenenden freigestellt. Die verbringt Hildebrand auf der Halbinsel Tróia, geht dort stundenlang am Strand spazieren. „Das war wie Urlaub. Aber es ist ätzend, wenn du ohne Aufgabe bist." Das Beste an seinem Kurzgastspiel in Portugal: In dieser Zeit wird Sohn Neo gezeugt.

Im Sommer 2011 ist Hildebrand arbeitslos. Vier Jahre zuvor war er noch Nationaltorwart und Meisterheld beim VfB Stuttgart. Jetzt will ihn keiner mehr haben. Ein tiefer Fall. Ein schmerzhafter Absturz, der am Selbstwert nagt. Hildebrand kehrt nach Deutschland zurück. In Pforzheim hält er sich mit einem befreundeten Torwarttrainer fit. Allein, ohne Mannschaftskollegen. „Es war schwer, mich zu motivieren. Ich habe einfach ins Blaue hinein trainiert." Hildebrand verliert die Leichtigkeit. Irgendwie erscheint ihm das alles sinnlos. An manchen Tagen hat er keine Lust mehr, auf den Platz zu gehen. „Ich war mental so fertig, dass ich nicht mehr trainieren konnte. Da ging nichts mehr."

Trotzdem macht er weiter. Er hat es gelernt, nicht aufzugeben. Er will sich durchbeißen. Es trudeln Angebote aus Heerenveen und Evian ein. Aber Hildebrand sagt ab, obwohl er ohne Verein ist. „Das war hart. Aber das waren nicht die Orte und Vereine, wo ich hinwollte." Endlich hört Hildebrand nicht auf einen Berater, sondern auf seine innere Stimme. „Ich wollte nicht noch mal etwas machen, das nicht zu mir passt."

Im Oktober meldet sich plötzlich Schalke 04 bei ihm. Der Verein sucht einen Torhüter, weil sich Stammtorwart Ralf Fährmann verletzt hat. Hildebrand muss sich hinten anstellen, er steht zunächst bei den Amateuren in der Regionalliga zwischen den Pfosten. Dann geht es ganz schnell. Es dauert nicht lange, und Hildebrand wird die Nummer eins bei dem Spitzenklub.

Hasskommentare im Netz

Gelegentlich unterlaufen ihm Fehler, wie bei der 0:3-Niederlage in Nürnberg. Die Kommentare in den sozialen Medien sind oft verletzend, manche sogar kriminell. Ein anonymer User schreibt in falschem Deutsch auf Hildebrands Facebook-Seite: „Du dummer basdart! Erschieß dich bitte. Du kanns nix." Der Torwart geht in die Offensive und macht den Kommentar öffentlich. Rechtliche Schritte leitet er nicht ein. „Ich habe hin und her überlegt. Der Typ hat in den Kommentaren der anderen dann richtig Feuer gekriegt. Ich musste den mal in die Schranken weisen."

Hildebrand spielt für den Traditionsverein in der Champions League, wird nach einer Verletzung aber wieder von

Ralf Fährmann verdrängt. Im Sommer 2014 lässt Schalke den Vertrag mit Hildebrand auslaufen. Erneut steht er ohne Verein da. Eine Situation, die ihm vertraut vorkommt. Dieses Mal hält er sich beim Karlsruher SC fit, ehe er im September von Eintracht Frankfurt verpflichtet wird.

„Diese Auszeiten ohne Verein haben mich demütig und sensibel gemacht. Als ich in Frankfurt wieder in der Kabine saß und mittrainieren durfte, wusste ich, was ich vermisst hatte. Es war schön, einfach wieder zum Training auf den Platz gehen zu können." Hildebrand, viele Jahre so extrem ehrgeizig und ungeduldig, wird dankbar für die kleineren Dinge.

Frankfurt wird seine letzte Station als Fußballprofi. Am 20. Dezember 2014 bestreitet er sein letztes Bundesliga-Spiel. Es ist sein 301. Einsatz in der höchsten deutschen Profiliga. Im März 2016 beendet Hildebrand nach einer Hüftoperation offiziell seine Karriere. „Ich hätte viel mehr erreichen können", bilanziert er. Erst ist es steil bergauf gegangen, später hat es einige Dellen gegeben. Mit diesem Auf und Ab hat er seinen Frieden gemacht. „Ich bin zufrieden."

In ein Loch fällt Hildebrand nach seiner Karriere nicht. Obwohl ihm zunächst die Struktur fehlt, die ihm im „Hamsterrad" der Fußballbranche Halt gegeben hat. „Ich habe funktioniert und wusste, was ich zu tun hatte." Viele Fußballer müssten nach ihrer Karriere das „normale Leben" erst einmal lernen, weiß er. Hildebrand tut es. Er schafft sich mehrere berufliche Standbeine (Abb. 5).

Er arbeitet für eine Kommunikationsagentur, veranstaltet Yoga-Events, engagiert sich bei einer zivilen Hilfsorganisation und ist Gesellschafter einer veganen Lebensmittelkette. Das Thema „bewusste Ernährung" ist ihm wichtig. Seit vielen Jahren isst Hildebrand kein Fleisch mehr. Nur gelegentlich gönnt er sich noch Mozzarella auf der Pizza oder eine Kugel Milcheis. Ansonsten hält er es mit Beatles-

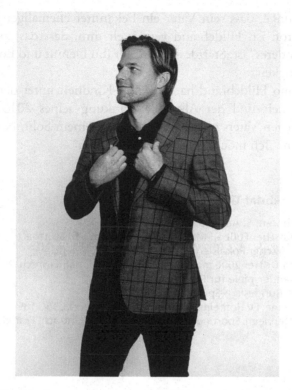

Abb. 5 Zweite Karriere: Timo Hildebrand als Geschäftsmann. (Foto: privat)

Star Paul McCartney: „Wenn Schlachthäuser Glaswände hätten, würden alle Menschen vegetarisch leben."

Beruflich ist Hildebrand im „normalen Leben" angekommen. Mit Beziehungen und Partnerschaften tut er sich aber bis heute schwer. „Mir fehlte das Vorbild. Ich habe zu Hause nie erlebt, wie eine liebevolle Beziehung bei Eltern aussehen kann. Das wurde mir nie vermittelt. Ich hatte kein Urvertrauen."

Umso mehr will er seinem neunjährigen Sohn dieses Urvertrauen vermitteln. „Ich möchte Neo mit viel Liebe großziehen. Ich möchte ihm ein Freund sein." Natürlich weiß

der Junge, dass sein Vater ein bekannter ehemaliger Fußballprofi ist. Hildebrand vermittelt ihm, dass das „nichts
Besonderes" ist. Stattdessen lehrt er ihn Demut und Boden-
ständigkeit.

Timo Hildebrand hat in seiner Kindheit unter der Ab-
wesenheit und der Alkoholerkrankung seines 2013 ver-
storbenen Vaters gelitten. Das will er seinem Sohn Neo er-
sparen: „Ich möchte ein guter Vater sein."

Steckbrief Timo Hildebrand

Geboren: 5. April 1979 in Worms
Deutscher Fußball-Meister 2007 mit dem VfB Stuttgart
Spanischer Pokalsieger 2008 mit dem FC Valencia
WM-Dritter 2006 mit der deutschen Nationalmannschaft
7 Länderspiele für Deutschland
301 Bundesliga-Spiele
Vereine: FV Hofheim, VfB Stuttgart, FC Valencia, TSG 1899 Hof-
    fenheim, Sporting Lissabon, Schalke 04, Eintracht Frankfurt

Matthias Behr

„Warum gerade ich?"

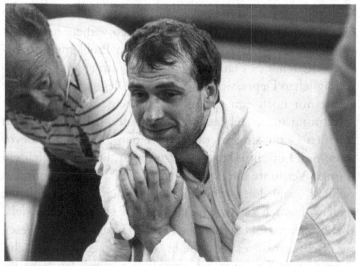

© UPI/picture alliance

Elektronisches Zusatzmaterial Die elektronische Version dieses Kapitels enthält Zusatzmaterial, das berechtigten Benutzern zur Verfügung steht https://doi.org/10.1007/978-3-662-62552-1_9. Die Videos lassen sich mit Hilfe der SN More Media App abspielen, wenn Sie die gekennzeichneten Abbildungen mit der App scannen.

© Der/die Autor(en), exklusiv lizenziert durch Springer-Verlag GmbH, DE, ein Teil von Springer Nature 2021
J. Seemüller, *Am Limit – Wie Sportstars Krisen meistern*,
https://doi.org/10.1007/978-3-662-62552-1_9

„Du, ich fahre schon mal." Matthias Behr ist an diesem sonnigen Frühlingstag mit seiner Frau Zita in Würzburg mit Freunden unterwegs. Als ihr Mann diesen Satz zu ihr sagt, denkt sie sich nichts dabei. Sie weiß, dass er immer wieder Zeit für sich allein braucht. Was sie in dem Moment nicht ahnt: Ihr Mann wird nicht nach Hause fahren.

Als Matthias Behr mit seinem Auto über die Autobahn fährt, reift in ihm der Entschluss, seinem Leben ein Ende zu setzen. „Innerlich war alles leer. Ich wusste, das war's." Behr sieht keinen Sinn mehr in seinem Leben. In den Monaten zuvor hatte sich der Gedanke in seinem Kopf eingenistet, mit allem abzuschließen.

Ausgerechnet dieser Bär von einem Mann, 1 Meter 96 groß, breite Schultern. Der erfolgreiche Olympiasieger und Weltmeister im Fechten. Von außen wirkt sein Leben wie eine Postkartenidylle. Behr ist glücklich verheiratet, er hat vier gesunde Kinder, keine finanziellen Probleme und besitzt ein schönes Haus. Aber der 46-Jährige leidet an unerträglichen Depressionen. Seine Seele liegt im Schatten. Er spürt nur noch eine große innere Leere. „Ich hatte keine Hoffnung mehr. Ich sehnte mich nur noch danach, von meinen Depressionen erlöst zu werden." Doch kurz bevor er seinen Entschluss in die Tat umsetzt, blitzt plötzlich ein Funke Vernunft auf. „Ich glaube, den hat Gott mir geschickt", sagt der gläubige Katholik. „Ich kann nur danke sagen, dass ich es nicht getan habe. Es fehlte nicht viel." Behr fährt nach Hause. Seine Frau Zita fragt, wo er gewesen sei. Behr antwortet, er habe über sein Leben nachgedacht. Von seinem Suizidversuch erzählt er nichts. „Ich habe ihr das viele Jahre nicht gesagt. Ich hatte keinen Mut dazu. Sie hätte mich einliefern lassen."

Dieser Tag im März 2002 ist der Höhepunkt seiner Depressionen. Die Erkrankung hatte sich immer stärker in sein Leben geschlichen. Begünstigt vielleicht durch ein schlimmes Erlebnis aus seiner jüngsten Kindheit.

Tragischer Tod des Vaters

Matthias Behr ist knapp vier Jahre alt, als sich das bis dahin glückliche und unbeschwerte Leben seiner Familie schlagartig verändert. Behrs Vater Karl, ein Lokführer, der im Nebenberuf Filmrollen zu Kinos transportiert, kommt auf tragische Weise ums Leben. Völlig übermüdet schläft er nachts am Steuer seines VW Kombi ein und verliert die Kontrolle über den Wagen. Das Auto prallt gegen ein Brückengeländer. Weil er nicht gesichert ist (damals gab es noch keine Anschnallgurte), wird Karl Behr aus dem Wagen geschleudert. Er stürzt von der Brücke auf eine in dieser Februarnacht hart gefrorene Wiese und ist sofort tot.

Von einer Sekunde zur anderen ist nichts mehr, wie es war. Steffi Behr, erst 35, steht mit ihren drei Jungs plötzlich allein da: Reinhold ist zehn, Jochen neun und der kleine Matthias knapp vier. Auf der Beerdigung realisiert der jüngste der Behr-Buben gar nicht, dass es sich um seinen Vater handelt. „Ich habe zwar ein Bild von meinem Vater, aber ich kann mich nicht an ihn erinnern", sagt Behr leise und schiebt etwas traurig nach: „Ich weiß nicht, was es bedeutet, einen Vater zu haben. Meine Mitschüler hatten einen, ich nicht." Dabei hätte er so gern ein starkes männliches Vorbild gehabt. „Jemanden, der dich leitet, etwas mit dir unternimmt und der dich Dinge lehrt. Ich habe heute noch zwei linke Hände, was das Handwerk angeht."

Einen Stiefvater gibt es nie. Die Mutter will nach dem Tod ihres Mannes keine neue Partnerschaft mehr eingehen. Weil die Vaterfigur fehlt, orientiert sich Behr in seinem weiteren Leben immer wieder an „starken Männern". Bewusst wird ihm das erstmals während seiner Banklehre, die er nach dem Abitur macht. Als Auszubildender geht er mit dem Bank-Vorstand einmal im Monat in einem Café Skat spielen. „Das war ungewöhnlich. Der Mann war eine starke Persönlichkeit und hat mich gefördert."

Zu diesem Zeitpunkt ist bereits ein anderer „starker Mann" in sein Leben getreten: Emil Beck, der Fechttrainer des TSV 1863 Tauberbischofsheim. Dieser Mann wird das Leben Behrs Jahrzehnte lang beeinflussen und prägen.

Matthias Behr ist 11, als er seine beiden älteren Brüder zum Fechttraining begleitet. Reinhold und Jochen gehen schon seit einiger Zeit regelmäßig dorthin, Matthias will nur mal zuschauen. Behr kann sich gut an diesen Donnerstag im Oktober 1966 erinnern. Er weiß noch, wo die Bank in der Halle stand, auf der er sitzt, als Emil Beck plötzlich zu ihm kommt. Der Fechttrainer will im Ton eines Feldwebels wissen, wer er sei. Behr antwortet, er sei der jüngste der Behr-Brüder. „Daraufhin gab er mir eine Ohrfeige und sagte: ‚Was!? Du bist ein Behr und noch nicht im Fechten? Am Dienstag bist du da und fängst mit dem Training an.'" Der Junge, verängstigt durch das dominante Auftreten Becks, marschiert wenige Tage später gehorsam zum Training. Eine erfolgreiche Fechtkarriere beginnt.

Wohnen in der „Hundehütte"
Steffi Behr, eine „einfache, liebe und fürsorgliche" Hausfrau, ist froh, dass sich Emil Beck, dieser selbstbewusste Fechttrainer, um ihre drei Jungs kümmert. Das Leben als alleinerziehende Mutter ist Anfang der 1960er-Jahre hart. Die Familie lebt von der Witwen- und Waisenrente und wohnt in einer „Hundehütte", einem kleinen Häuschen mitten in der Stadt. „Wir Jungs wohnten zu dritt in einem Zimmer, Mutter hatte ein kleines Zimmer, es gab eine kleine Küche und ein kleines Bad." Die Söhne müssen zum Unterhalt der Familie beitragen. Sie jobben als Zeitungsboten und fahren samstags mit dem Fahrrad Kuchen aus. Matthias hilft außerdem in einem Möbelgeschäft, Schränke aufzustellen.

Der Mutter sind drei Dinge wichtig. Ihre Jungs sollen zu essen haben, zum Anziehen, und sie sollen eine schulische Ausbildung bekommen. Emil Beck unterstützt die Alleinerziehende dabei. Er zeigt Matthias und seinen Brüdern, wo es langgeht. Behr hat die Anweisungen seines Trainers noch genau im Ohr: „Du gehst früher ins Bett. Ich will dich morgen hellwach sehen. In der Schule hängst du dich rein."

Letzteres erledigt Matthias Behr nur bedingt. Sein Ehrgeiz in der Schule hält sich in Grenzen, er lernt nur das Nötigste. Dafür ist er beim Klarinettespielen und vor allem beim Fechten umso stärker motiviert. Das direkte Duell Mann gegen Mann auf der Planche, der Fechtbahn, fasziniert ihn. Die Schnelligkeit und das Antizipieren von Situationen reizen ihn. Vor allem aber will er gewinnen. „Ich war ein Wettkampftyp. Ich wollte den anderen besiegen. Wenn du ihn ausgetrickst und deinen Treffer platziert hast, war das eine große Genugtuung."

Mit elf Jahren ist der Fecht-Anfänger Behr fast schon zu alt für eine große Karriere. Aber er bringt, trotz seiner langen und anfangs noch unkoordinierten Beine, viel Talent mit – und wird von seinem Trainer intensiv gefördert. Behr erhält Einzellektionen vom Fechtmeister Emil Beck und verbessert sich in einem rasanten Tempo, obwohl die Trainingsbedingungen zunächst alles andere als professionell sind. Die Fechter müssen auf dem Betonboden im Heizungskeller der Turnhalle trainieren. Eine schweißtreibende Angelegenheit und eine enorme Belastung für die Gelenke.

Mit 15 bestreitet Behr sein erstes Weltcup-Turnier der Aktiven in Bologna. Es ist seine erste Auslandsreise. Der begabte Fechter reist weiter um den Globus: Paris, Wien, und als 16-Jähriger fliegt er zu den Junioren-Weltmeisterschaften nach Chicago. 1972 scheint sich für ihn ein großer Traum zu erfüllen. Er hat sich für die Olympischen Spiele in München qualifiziert. Zumindest auf dem Papier. Aber

er ist erst 17. Das ist den deutschen Funktionären zu jung.
Behr wird nicht nominiert. Eine bittere Enttäuschung für
das aufstrebende Fechttalent. Aber er ist nicht der einzige
junge deutsche Fechter, dem dieses Schicksal widerfährt.
Auch der gut ein Jahr ältere Thomas Bach, heute Präsident
des Internationalen Olympischen Komitees (IOC), wird
für zu jung befunden und ist nicht dabei.

Bei Behr kristallisiert sich immer deutlicher seine Vorliebe für das Florett heraus. Das biegsame, leichte Florett
gilt als anspruchsvollste und eleganteste Waffe. Behr gefällt
beim Florett vor allem die klare Konvention, also die Bedingung, unter der man einen gültigen Treffer erzielen
kann: Angriff, Parade, Riposte. „Das war für mich einfacher", sagt Behr.

1973 startet Behr mit dem Florett richtig durch. Er holt
sich sieben deutsche Meistertitel (vier bei den Junioren, drei
bei den Aktiven), wird Junioren-Vizeweltmeister und gewinnt in Göteborg sensationell Mannschaftssilber bei der
WM der Aktiven. Bundestrainer Emil Beck, der 1970 das
Amt übernommen hat, ist völlig aus dem Häuschen.

„Coole Socke" im Wettkampf

Matthias Behr hat sich in kürzester Zeit im Florett an die
Weltspitze gefochten. Seine enorme Disziplin, unterstützt
von den Trainingsmethoden Emil Becks, lässt ihn von Erfolg zu Erfolg eilen. Dabei ist Behr alles andere als ein
Trainingsweltmeister. Wie in der Schule macht er auch im
Training nur das Nötigste. Aber im Wettkampf ist er im
entscheidenden Moment eine „coole Socke". Er schafft den
mentalen Spagat zwischen hoher Konzentration und innerer Gelassenheit. „Ich war immer sehr fokussiert auf die
nächste Aktion und den nächsten Treffer." Sein Leitmotiv
damals: „Was ich will, das schaffe ich!" Sein Trainer, der

davon überzeugt ist, dass man im Sport keine Psychologen benötige, weil ein guter Trainer auch ein guter Psychologe sein müsse, vermittelt seinem Schützling Stärke und Intuition.

Obwohl Behr mit 19 in Leningrad sein erstes Weltcup-Turnier gewinnt, dümpelt das deutsche Florettfechten 1974 und 1975 im internationalen Mittelmaß dahin. Als das Team 1976 als Außenseiter zu den Olympischen Spielen nach Montreal reist, gelten die Sowjetunion und Italien als Top-Favoriten. „Eine Medaille war für uns eigentlich nicht realistisch", erinnert er sich. Aber im Halbfinale gegen die übermächtigen Sowjets wachsen die Deutschen über sich hinaus. Der 9:7-Sieg ist eine echte Sensation. „Der überragende Alexander Romankow, bester sowjetischer Fechter aller Zeiten, saß nur in der Ecke und schüttelte den Kopf." Die deutsche Mannschaft ist nicht mehr stoppen. Im Finale besiegen Behr, Bach und Co. Italien mit 9:6. Deutschland ist Olympiasieger. Gold für den 21-jährigen Matthias Behr. Der Mainfranke erlebt den größten Erfolg seines Fechterlebens (Abb. 1).

In Behrs Heimat herrscht Ausnahmezustand. Die Fechterhochburg „Tauber", wie die Einheimischen ihr beschauliches 13.000-Einwohner-Städtchen Tauberbischofsheim nennen, ist außer Rand und Band. 30.000 Menschen sind auf den Straßen und feiern glückselig ihre Fechthelden. Matthias Behr ist mittendrin. „Es war mit 21 ein tolles Lebensgefühl," erinnert er sich.

Die Erfolgsstory ist noch nicht zu Ende. Ein Jahr später gewinnt die deutsche Florett-Equipe in Buenos Aires den WM-Titel. Im Finale siegt das Team von Bundestrainer Emil Beck gegen Italien – trotz eines nahezu aussichtslosen Rückstands von 1:7. Dieser Erfolg bringt den Florettfechtern am Ende des Jahres die Auszeichnung „Mannschaft des Jahres" ein. Die deutschen Sportjournalisten

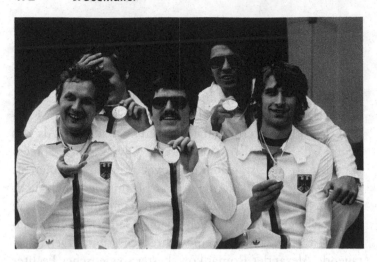

Abb. 1 Olympisches Mannschafts-Gold 1976: Matthias Behr (r.) mit den Teamkollegen (v.li.) Harald Hein, Erik Sens-Gorius, Thomas Bach und Klaus Reichert. (© Sven Simon/picture alliance)

wählen Matthias Behr, Thomas Bach, Harald Hein, Klaus Reichert und Albrecht Wessel auf Platz eins. Behr befindet sich 1977 auf der Sonnenseite des Lebens. Neben den sportlichen Triumphen und Ehrungen wird er im August zum Leiter des Teilinternats beim FC Tauberbischofsheim ernannt, im September heiratet er seine Verlobte Hiltrud. Dem 22-Jährigen scheint alles zuzufallen.

Doch fünf Jahre später legt sich ein großer Schatten auf sein Leben. Die Fecht-WM 1982 in Rom wird alles verändern. Dabei hätte Behr diese Titelkämpfe fast verpasst. In den Monaten vor der WM hat er starke Rückenschmerzen, die Bandscheiben machen Probleme. Behr lässt sich in München operieren und geht danach sofort in die Reha. Als er von dort zurückkommt, sind es bis zum Beginn der WM nur noch gut zwei Wochen. Er tastet sich im Training langsam wieder heran – in einem Korsett, das seinen Rücken stabilisiert. Behr zweifelt, aber „Emil Beck wollte unbedingt, dass ich mitgehe."

Die Ärzte geben grünes Licht. Behr ist innerlich gar nicht vorbereitet. „Eigentlich hatte ich die WM nicht mehr auf dem Zettel. Ich dachte, ich mache die OP und baue mich langsam wieder auf. Aber jetzt stolperte ich doch in diese WM rein." Obwohl Behr nicht hundertprozentig fit ist, ficht er im Einzel ganz ordentlich. Das macht ihm Mut für die Mannschafts-Entscheidung. Hier soll er sein Team zu einer Medaille führen.

„Ich hatte keine Kontrolle mehr"

Der 19. Juli ist ein Montag. Am späten Vormittag trifft das deutsche Team im Viertelfinale auf die Sowjetunion. Auf der einen Seite der Planche steht Matthias Behr, die Nummer zwei der Welt. Auf der anderen Seite wartet Wladimir Smirnow, der aktuelle Olympiasieger und Weltmeister, die Nummer eins. Es ist das Gipfeltreffen der besten Florettfechter der Welt. Der 28-jährige Smirnow ist ein überaus eleganter Fechter und auf dem Zenit seiner Karriere. Er ist in diesem Moment zwar Behrs Gegner, aber er ist auch dessen Freund. Beide mögen sich. Als Linkshänder ist Smirnow extrem gefährlich.

Behr kann sich bis heute, knapp 40 Jahre später, noch genau an jedes kleine Detail dieses Gefechts erinnern. Er weiß, wo er damals auf der Fechtbahn stand, wo Smirnow wartete, und er hat noch die Anweisung des Kampfrichters im Ohr: Fertig, los! Die beiden Fechter stürzen mit ihren Klingen aufeinander los, starten eine „Attaque Simultanée", einen gleichzeitigen Angriff. Beide wollen einen Treffer setzen. Es gibt kein Zurück mehr, alles passiert in Sekundenbruchteilen. Behr trifft Smirnow im oberen Brustbereich. Die 90 Zentimeter lange Klinge bricht ab und wird plötzlich zu einer tödlichen Waffe. „Ich hatte keine Kontrolle mehr. Du kommst ins Nichts." Dieses Nichts ist die Maske Smirnows. „Die Maske gab keinen Widerstand." Die abgebrochene Waffe durchdringt die poröse Maske des sowjetischen Fechters, dringt in sein Auge und verletzt sein Gehirn. Smirnow wird nach hinten gestoßen, bricht sofort zusammen und bleibt auf dem Boden liegen. Als Matthias Behr von diesem Moment erzählt, schüttelt er immer wieder den Kopf. „Warum musste es in die Schläfe gehen? Warum geht die Klinge nicht am Ohr vorbei?"

Matthias Behr hält sein blutverschmiertes Florett in der Hand und ist wie paralysiert. „Ich bin kurz vor zu ihm, habe geschaut, und dachte ‚Nein. Nein. Nein.' Ich sah das Blut, das durch seine Maske drang." Was danach passiert, ist in seinem Gedächtnis nicht mehr abgespeichert. Später wird ihm gesagt, er sei die Fechtbahn rauf- und runtergelaufen und habe in die Halle geschrien. Sein Bruder Jochen, damals Assistent von Bundestrainer Emil Beck, nimmt ihm die Waffe aus der Hand. Bewegtbilder gibt es von dem Unfall nicht. TV-Kameras sind bei diesem Gefecht nicht dabei, Handys gibt es damals noch nicht. Aber es gibt ein Foto, das einen verzweifelten 27-jährigen deutschen Fechter zeigt. Während Smirnow auf einer Trage aus der Halle gebracht wird, sitzt Behr auf einer Bank und vergräbt sein Gesicht in einem Handtuch. Dann wird er von seinem Bruder in den Umkleideraum geführt.

„Ich hatte Angst, dass das passiert, was dann auch passiert ist. Ich wusste nicht, wie das weitergeht. Jochen hat versucht, mich zu beruhigen. Er hat dafür gesorgt, dass ich so schnell wie möglich nach Deutschland komme." Für Matthias Behr ist die WM beendet (Abb. 2 – Video).

Die Gefechte werden nach eineinhalb Stunden fortgesetzt. Ohne Behr und ohne Smirnow. „Krass, dass das Gefecht nicht vom Kampfgericht abgebrochen wurde. Aber die Sowjets wollten für ihren verunglückten Teamkollegen weiterfechten." Am Abend werden sie tatsächlich Weltmeister. Auch Bundestrainer Emil Beck will, dass das deutsche Team in der Platzierungsrunde antritt. Aber die Mannschaft weigert sich.

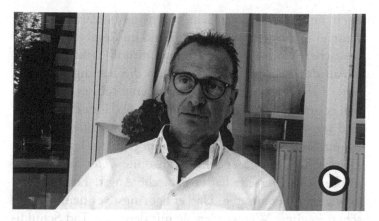

Abb. 2 Interview mit Matthias Behr
(▶ https://doi.org/10.1007/000-28k)

Behr fliegt mit seinem Bruder zurück nach Deutschland. Zu Hause warten Hiltrud, seine Frau, und der einjährige Sohn Dominik auf ihn. Die Stimmung ist bedrückend. Behr will nur noch weg. Er will Abstand gewinnen und die Medien auf Distanz halten. Die junge Familie fährt nach Holland. Die räumliche Entfernung ist da, aber innerlich ist Behr noch in Rom. Wie geht es Wladimir Smirnow? Behr kann an nichts anderes denken. An jedem Morgen kauft er sich am Kiosk eine deutsche Zeitung. Am 28. Juli, neun Tage nach dem schlimmen Unfall, liest er die Schlagzeile: „Wladimir Smirnow ist tot".

Quälende Fragen
Warum ich? Warum gerade ich? Warum passiert so etwas? Was kann ich dafür? Immer wieder tauchen diese Fragen auf. Auch heute, knapp 40 Jahre nach dem tödlichen Unfall, fällt es Behr sichtlich schwer, über dieses Ereignis zu sprechen. „Ich habe sofort eine innere Unruhe", sagt er. „Aber dieser Unfall ist mein Begleiter. Ich stelle mich den Fragen, denn sie sind Teil meiner Verarbeitung." Auch wenn er nicht täglich an den Unfall denken muss, springt er

doch immer wieder in sein Bewusstsein. Zum Beispiel, wenn er im Supermarkt einkauft und im Regal eine Flasche russischen Wodka mit dem roten Smirnoff-Etikett sieht.

Aus der Zeitung erfährt er, wann die Beerdigung Smirnows stattfinden soll. In seinem Inneren tobt es. Einerseits will er dorthin. Er möchte zeigen, wie leid ihm das alles tut und wie sehr ihn der Gedanke quält, dass er unverschuldet Emma Smirnow den Mann genommen hat. Dass die zwei kleinen Kinder wie er selbst nun ohne Vater aufwachsen müssen. Andererseits hat er panische Angst, Emma Smirnow gegenüberzutreten. Und er hat Angst vor dem sowjetischen Regime. Wie würden sie mit dem „am Tod Schuldigen" ihres Fechthelden umgehen? Behr entscheidet sich, in Deutschland zu bleiben. Er schreibt Emma Smirmow einen ersten Brief. Aber er bekommt keine Antwort.

Als Behr im Spätsommer ins Fechtzentrum zurückkehrt, ist alles anders. Er kann nicht mehr. Er will mit dem Fechten aufhören. Ihm ist klar: „Ich kann nicht als Internatsleiter arbeiten und unsicher sein, ob Fechten gefährlich ist oder nicht. Wie soll ich die Kinder begeistern, wenn ich selbst alles in Frage stelle?"

Behr führt in dieser Zeit viele Gespräche mit der Familie und mit Freunden. Vor allem Emil Beck kümmert sich intensiv um ihn. Auch wenn der Bundestrainer eher aus grobem Holz geschnitzt ist und Feinfühligkeit nicht zu seinen Stärken zählt, macht er seinem verunsicherten Schützling Mut. „Man konnte sich bei ihm an der Brust niederlassen. Es war durchaus Fürsorge da", sagt Behr. Beck fährt mit seinem deprimierten Weltklasse-Fechter drei Tage in den Bayerischen Wald. Sie machen lange Spaziergänge, reden viel und essen abends gemeinsam. Behr entscheidet sich, weiter zu fechten. „Das war das einzige, das mir geholfen hat. Sonst hätte ich mit allem aufhören müssen. Das wäre es dann gewesen."

Was Behr bei seiner Entscheidung hilft: Der tödliche Unfall veranlasst den internationalen Fechtverband, nach neuen Materialien und Stoffen zu suchen, die das Fechten sicherer machen. In den 1980er-Jahren brechen Klingen noch regelmäßig ab. „Es gab WM-Vorbereitungen, da habe ich 50 Klingen, die aus weichem Stahl waren, abgebrochen. Bei aller Tragik: Ich wurde offensichtlich auserwählt, um für mehr Sicherheit im Fechtsport zu sorgen. Es war eine WM, und es traf den Olympiasieger und Weltmeister. Wenn das irgendwo in einer Trainingshalle in Brasilien passiert wäre, wäre es vielleicht nur eine kurze Meldung gewesen." Heute könnte aufgrund der technischen Weiterentwicklung ein solcher Unfall wie in Rom nicht mehr passieren.

Behr kehrt zurück auf die Planche. Zunächst ist viel Angst dabei. „Wenn auf der Nachbarbahn eine Klinge abbrach, war das ganz komisch." Drei Monate nach dem Unfall tritt Behr bei den Europameisterschaften in Foggia an – und wird Siebter. Er kämpft noch sehr verhalten, mit wenig Aggressivität. Viel wichtiger ist, dass er merkt: Es geht wieder. Seine Angst wird von Gefecht zu Gefecht geringer. So paradox es klingt, aber das Fechten hilft ihm, nicht an den Unfall zu denken (Abb. 3).

Ein Jahr später, bei der WM in Wien, ist Behr wieder frei im Kopf. Im Finale gegen die DDR gewinnt er sein letztes und entscheidendes Gefecht. Er ist zum zweiten Mal nach 1977 Mannschafts-Weltmeister. Es folgen weitere große Erfolge: Olympiamedaillen 1984 und 1988, WM-Medaillen 1985, 1986 und 1987. Eine imposante Bilanz, vor allem vor dem Hintergrund des tragischen Unfalls von Rom. Im Frühjahr 1991, nach 25 Jahren Leistungssport, ist dann Schluss. Behr beendet seine sportliche Karriere.

Wenige Wochen später erlebt er einen der schlimmsten Tage seines Lebens. Seine Mutter stirbt mit 66 Jahren in

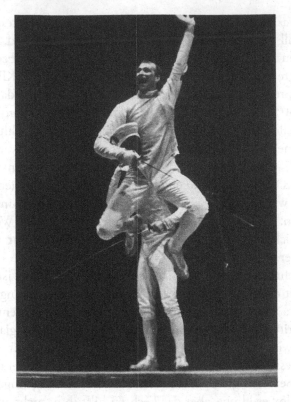

Abb. 3 Wieder frei im Kopf: Matthias Behr feiert nach dem tödlichen Fechtunfall weitere Siege und Medaillen. (Foto: privat)

seinen Armen. „Sie war total verkrebst. Sie wollte aber nicht
zum Arzt gehen. Ich habe mir Vorwürfe gemacht. Aber hätten wir Brüder unsere Mutter zwingen sollen, sich behandeln zu lassen?" Steffi Behr war am Ende kraftlos und
des Lebens müde. Die alleinige Erziehung ihrer Söhne hatte
viel Energie geraubt. „Als ich als ihr jüngster Sohn mit 18
endlich volljährig war, konnte ich den großen Stein von
ihrem Herzen plumpsen hören. Sie war fertig mit ihrer
Lebensaufgabe, uns großzuziehen." Ab diesem Moment sei
sie immer mehr in sich gegangen und innerlich geschrumpft.

„Das war nicht gut. Sie hat alles losgelassen, wurde passiver und depressiver. Dabei war sie vorher so stark gewesen."

Die harte Hand des Emil Beck

Behr ist 36. Die Mutter ist tot, der Vater ist schon vor vielen Jahren gegangen. Aber da ist ja noch Emil Beck, „der Übervater", wie Behr sagt. „In den Anfängen war ich sein Fahrer, später seine rechte Hand. Ich war immer in seiner Nähe. Er hat mich mit Haut und Haaren vereinnahmt. Vielleicht habe ich das damals gebraucht. Auf jeden Fall habe ich es kommentarlos mit mir machen lassen."

Emil Beck ist 20 Jahre älter als Matthias Behr. Von Haus aus ist Beck Friseurmeister. Aber seine große Liebe gilt dem Fechten. „Er war positiv verrückt, was das Fechten anging. Er war wie besessen", erzählt Behr. Mit großer Leidenschaft baut Beck in Tauberbischofsheim ein weltbekanntes Fechtleistungszentrum auf. Der Erfolg geht über alles. „Ergebnisse und Medaillen hatten höchste Priorität für ihn. Ich hatte nicht das Gefühl, dass der eigentliche Mensch für ihn wichtig war" (Abb. 4).

Obwohl Beck mit harter Hand Regie führt, obwohl er im Training immer wieder brüllt und beleidigt – die Fechter bewundern den Mann für sein Engagement, seine Selbstaufgabe und seine Fähigkeiten als Trainer. Beck schafft es, seine große Begeisterung auf das gesamte Umfeld zu übertragen. Er ist jederzeit ansprechbar. Dies ist vor allem für die ohne Vater aufgewachsenen jungen Fechter wie die Behr-Brüder oder Thomas Bach wichtig.

Emil Beck ordnet alles dem sportlichen Erfolg unter. Das erwartet er auch von den Menschen in seinem engeren Umfeld, von seinen Fechtern und Mitarbeitern. Matthias Behr hält sich lange Zeit daran. Nicht zuletzt sei an dieser Nibelungentreue seine erste Ehe zerbrochen, glaubt er. Weil er nicht auch noch seine zweite Ehe mit der Weltklasse-

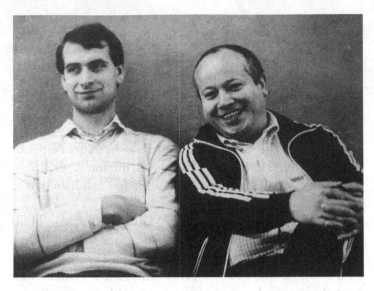

Abb. 4 Matthias Behr mit Emil Beck, Fechttrainer und „Übervater". (Foto: privat)

Fechterin Zita Funkenhauser, die er im September 1993 heiratet, aufs Spiel setzen will, kommt es zu ersten Spannungen zwischen Behr und seinem Ziehvater. Beck ist es ein Dorn im Auge, dass er über seinen Mitarbeiter nicht mehr 24 Stunden am Tag verfügen kann. „Ich habe ihm gesagt, wenn ich mit Zita ins Theater will und du mit mir eine Bratwurst essen willst, werde ich ins Theater gehen. Daraufhin sagte er nicht ,Klar, mach das. Ich verstehe das.' Er sagte nur: ,Das lassen wir mal auf uns zukommen.'"

Es ist eine schwierige Zeit für Matthias Behr. „Ich hatte das Gefühl, hier zieht Emil und da Zita. Ich war mittendrin, zwischen allen Stühlen." Über viele Jahre hat er verinnerlicht: Wenn Emil Beck etwas sagt, dann mache ich das. Aber Behr lernt immer mehr, zu sich und zu seinen Gefühlen zu stehen. „Er hat fast mein Leben kontrolliert. Aber jetzt kam immer häufiger ein Nein von mir."

1996 kommt es zum Bruch zwischen den beiden. Behr ist inzwischen Assistent von Bundestrainer Beck. Doch bei den Olympischen Spielen in Atlanta fehlt er. Er ist gerade Vater geworden und will bei seiner Frau Zita und den Zwillingen bleiben. Die deutschen Fechter holen nur eine Bronzemedaille und schneiden so schlecht ab, wie schon seit Jahren nicht mehr. Beck, der von vielen in Deutschland der „Goldschmied" genannt wird, steht öffentlich in der Kritik und schäumt vor Wut. Er findet einen Schuldigen: Matthias Behr. Der Mann, dem seine Familie wichtiger ist als der sportliche Erfolg.

Es spitzt sich weiter zu. Im Fechtzentrum in Tauberbischofsheim wird Behr von allen Sitzungen und damit vom Informationsfluss ausgeschlossen. Der Olympiasieger und Weltmeister gilt als Persona non grata. Die meisten Kollegen wenden sich von ihm ab. „Das war absolutes Mobbing", sagt er rückblickend. „Es war eklig. Richtig eklig." Auch bei der WM 1997 in Kapstadt bespricht Beck mit seinem Assistenten nur das Nötigste. „Ich habe von dort für 250 Mark mit Zita telefoniert und geweint, weil ich gemerkt habe, er lässt mich außen vor."

Innere Leere nach dem Eklat

Am 29. Juni 1999 eskaliert alles. In einer Trainersitzung wird das schlechte Abschneiden der deutschen Fechter bei der EM 1999 in Bozen analysiert. Im Raum befinden sich 40 Trainer. Um 11:29 Uhr notiert Matthias Behr folgende Sätze auf seinem Notizblock: „Beck: Wir haben noch nie so schlecht abgeschnitten. Schuld daran ist Matthias Behr, weil er Familie über Beruf setzt. Deswegen fordere ich dich auf zu gehen. Und du, Alexander Pusch, kannst gleich mitgehen." Behr und Pusch schauen sich ungläubig an. Dann stehen sie wortlos auf und verlassen den Raum. Behr fährt direkt zu seinem Arzt. Der schreibt ihn arbeitsunfähig.

In der Öffentlichkeit setzt Behr zum Konter an. Das Blatt wendet sich plötzlich gegen Emil Beck. Im September 1999 wird der Machtmensch als Bundestrainer abgesetzt. Behr übernimmt die Betreuung der deutschen Fechter bei der WM in Seoul und 2000 bei den Olympischen Spielen in Sydney. Die Medaillenausbeute ist mit sechs bzw. fünf Medaillen überaus erfreulich. Sein Ruf ist wiederhergestellt. Eigentlich scheint alles wieder im Gleichgewicht zu sein. Was kaum einer merkt: Die vergangenen Jahre haben Behr viel Kraft gekostet.

Im September 2001 sitzt Matthias Behr mit seiner Frau Zita bei der Geburtstagsfeier des Sportreporters Bruno Moravetz in Nesselwang. Behr ist als Überraschungsgast eingeladen. Aber ihm geht es schlecht. Er steht vom Essen auf und setzt sich ins Auto. Es wird nicht besser. Er bittet seine Frau, ihn sofort nach Hause zu fahren. „Da bin ich in mich zusammengefallen."

Die innere Leere wird immer größer. „Ich war ausgelutscht, fertig." Behr hat zu nichts mehr Lust. Er zieht sich zurück in sein Zimmer und lässt die Rolläden runter. „Ich war gern im Dunkeln, ich bin nur runter zum Essen. Ich habe zehn Kilo abgenommen. Ich wollte mit niemandem Kontakt haben, ich hatte keine Kraft, mit jemandem zu reden." Nur seine Frau und die Kinder dürfen an sein Bett oder mit ihm spazieren gehen.

Was für Behr völlig ungewöhnlich ist: Er will keine Musik hören. „Dabei liebe ich Musik und höre sie von morgens bis nachts. Ich war völlig antriebslos. Ich hatte keine Chance, mich an irgendwas zu erfreuen. Beim Essen stocherst du nur in der Kartoffel rum. Du existierst zwar, aber hast keine Lebensfreude."

Seine Frau überzeugt ihn, sich in Behandlung zu begeben. Behr sucht einen Neurologen und Psychiater in Würzburg auf. In der akuten Phase ist er täglich dort. „Ich kam mir komisch vor. Vor allem, wenn im Wartezimmer auch noch andere saßen. Was, wenn sie mich erkennen?" Aber er schämt sich nicht für seine Erkrankung. Er akzeptiert seinen Zustand. „Ich hatte einfach keine Kraft mehr."

„Du bist kein Mensch mehr"
Bei Behr wird eine bipolare Störung diagnostiziert. Bipolare Störungen sind schwere chronisch verlaufende Erkrankungen, die durch manische und depressive Stimmungsschwankungen charakterisiert sind. Die Manie stellt sich als übersteigertes Hochgefühl da. Auf diese Phase folgen mehr oder weniger ausgeprägte Depressionen, mit gedrückter Stimmung und Antriebslosigkeit. „Dann habe ich mich zurückgezogen und gedacht: ‚Hoffentlich will niemand was von mir. Hoffentlich ruft niemand an. Haltet die alle fern von mir. Du bist kein Mensch. Du sitzt nur da auf der Terrasse und guckst zwölf Stunden lang den Baum an. Das ist irre.'" Behr ist so verzweifelt, dass er im März 2002 an Suizid denkt.

Behr wird mit Medikamenten eingestellt. Bis heute nimmt er täglich Antidepressiva. Mindestens zwei Mal im Jahr geht er zu einem Gesprächstermin mit seinem Psychiater. „Das will ich. Das tut mir gut." Behr geht bewusst offen mit seiner Erkrankung um. Ihm ist die Botschaft wichtig, dass Depressionen heilbar sind. „Du musst aber medikamentös gut eingestellt werden. Du solltest auf alle Fälle zu einem Spezialisten gehen. Der kann dir helfen." Matthias Behr kommt allmählich zu Kräften. Er kann wieder arbeiten und fühlt sich belastbarer. 2010 wird er zum Leiter des Olympiastützpunkts Tauberbischofsheim ernannt (Abb. 5).

Über all die Jahre lässt ihn ein Thema nicht los. Er sehnt sich danach, endlich mit Emma Smirnowa in Kontakt treten zu können. Mehrere Versuche scheitern. 2017 meldet sich der SWR-Journalist Michael Dittrich bei ihm und teilt

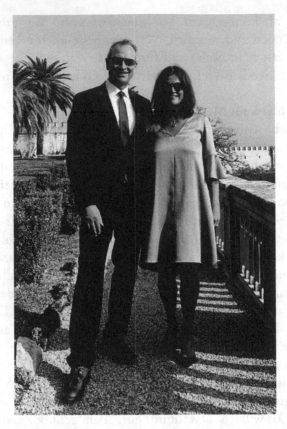

Abb. 5 Behrs Frau Zita Funkenhauser ist eine große Stütze. (Foto: privat)

ihm mit, die Witwe von Wladimir Smirnow wolle mit ihm reden. Behr kann es kaum glauben. Wird sein großer Wunsch doch wahr? Er ist aufgeregt, als er wenige Tage später mithilfe einer Dolmetscherin mit Emma Smirnowa telefoniert. Die beiden verabreden ein Treffen.

Im Juni 2017 landet Matthias Behr in Kiew und wird von Smirnowas neuem Ehemann abgeholt. Als Emma Smirnowa ihn sieht, geht sie auf ihn zu und küsst ihn auf die Wange. Wie es dem Deutschen wohl gehe, habe sie sich die ganzen Jahre gefragt. Sie zeigen sich Fotos von ihren Familien, nähern sich an. Am zweiten Tag gehen sie gemeinsam auf den Friedhof zu Wladimir Smirnows Ruhestätte. Sie kaufen gemeinsam gelbe Rosen und legen sie auf das Grab. Emma Smirnowa sagt: „Matthias, du trägst keine Schuld." Am Abend schreibt Behr in sein Notizbuch: „Ich fühle Erleichterung und Zufriedenheit."

2019 kommt Emma Smirnowa zum Gegenbesuch nach Tauberbischofsheim. Gemeinsam feiern sie ihren 65. Geburtstag. Heute schreiben sie sich regelmäßig auf Facebook oder telefonieren. „Ich freue mich, dass wir das aufgearbeitet haben", sagt Behr.

Auch mit Emil Beck hat Matthias Behr seinen Frieden gemacht, obwohl „in den Anfängen Verbitterung" da ist. Beck muss im Jahr 2000 seine Koffer am Fechtzentrum packen. Er, einer der erfolgreichsten Fechttrainer der Welt und Ehrenbürger der Stadt Tauberbischofsheim, ist in Ungnade gefallen. 2004 kommt es gegen ihn zur Anklageerhebung wegen Untreue und Urkundenunterdrückung. „Es hat mir wehgetan zu sehen, wie er nach seinem Ausscheiden durch die Stadt geschlichen ist oder sich versteckt hat. Er war eine unerwünschte Person." Kontakt gibt es keinen mehr. Beck stirbt 2006. „Es gab keine Möglichkeit der Aussprache. Das wäre noch mal gut gewesen."

Behrs anfängliche Verbitterung ist in Dankbarkeit übergegangen. „Ich habe viel von ihm lernen dürfen. Er hat lange Jahre mein Leben geführt und hat mir viel gegeben." Manchmal, wenn Behr das Grab seiner Eltern auf dem Friedhof besucht, läuft er auch an der Ruhestätte von Emil Beck vorbei.

Seit Anfang 2020 ist Matthias Behr offiziell im Ruhestand. Er genießt das schöne Haus in Hanglage und den großen Garten, düst mit seinem 26 Jahre alten Roller durch die Gegend, kümmert sich um seine Schwiegereltern und freut sich als stolzer Vater über die Entwicklung seiner vier

Kinder. Die Zwillingstöchter haben erst kürzlich ihr Zahnmedizinstudium abgeschlossen. Leandra, eine der beiden, ist wie der Vater erfolgreich im Fechten. Sie gehört zu den besten Fünf im deutschen Florettfechten. Behr interessiert sich weiterhin für seinen Sport, aber inzwischen sei alles so schnell und dynamisch geworden, „dass ich froh bin, damit nichts mehr zu tun zu haben."

Dankbar blickt er auf 54 spannende Jahre im Fechtsport zurück, davon 25 als Leistungssportler. „Ich komme aus ärmlichen Verhältnissen. Wenn ich mein Leben jetzt anschaue, bin ich sehr zufrieden. Ich bin glücklich."

Steckbrief Matthias Behr

Geboren: 1. April 1955 in Tauberbischofsheim
Olympiasieger Florett-Mannschaft 1976
Weltmeister Florett-Mannschaft 1977, 1983, 1987
Olympia-Silber Einzel und Mannschaft 1984
Olympia-Silber Mannschaft 1988
Vize-Weltmeister Einzel 1987
Vize-Weltmeister Mannschaft 1973, 1985, 1986
WM-Bronze Mannschaft 1979, 1981
33-maliger Deutscher Meister
Fechter des Jahres 1984

Literatur

Behr M, Reiter S (2015) „Erfolge, Licht und Schatten", Eigenverlag
Hier finden Sie Hilfe in scheinbar ausweglosen Situationen:
    https://www.suizidprophylaxe.de/hilfsangebote/hilfsangebote/

Clara Klug

„Ich weiß nicht, wie ich aussehe"

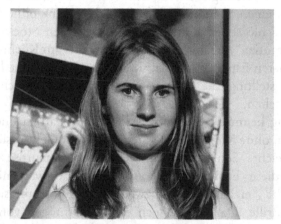

© Sven Simon/Annegret Hilse/picture alliance

Elektronisches Zusatzmaterial Die elektronische Version dieses Kapitels enthält Zusatzmaterial, das berechtigten Benutzern zur Verfügung steht https://doi.org/10.1007/978-3-662-62552-1_10. Die Videos lassen sich mit Hilfe der SN More Media App abspielen, wenn Sie die gekennzeichneten Abbildungen mit der App scannen.

© Der/die Autor(en), exklusiv lizenziert durch Springer-Verlag GmbH, DE, ein Teil von Springer Nature 2021
J. Seemüller, *Am Limit – Wie Sportstars Krisen meistern*,
https://doi.org/10.1007/978-3-662-62552-1_10

Es regnet und ist ziemlich kalt draußen. Eigentlich wollen wir das Interview im Stadtpark von München-Pasing führen. Aber bei diesem Wetter? Clara Klug öffnet die Tür ihrer Wohnung. „Ich glaube, wir machen das besser bei mir in der Küche", sagt sie freundlich-entspannt. „Hier ist es gemütlicher, und einen Espresso gibt es auch." Bei fast allen Interview-Terminen mit erfolgreichen Leistungssportlern sind private Räume tabu für Journalisten.

Klug kennt solche Berührungsängste offenbar nicht. Kein PR-Mann an ihrer Seite, keine Angst, dass ich ihr Vertrauen missbrauche. Und das, obwohl sie mich nicht sehen kann. Während ich Kamera und Mikrofon einrichte, wuselt die junge Frau souverän und sicher durch ihre Wohnung. Sie schlängelt sich an dem Stativ vorbei, als ob sie auf Skiern einen Slalomkurs bewältigt. Nur ganz ohne Stock. „In geschlossenen Räumen brauche ich den Stock nicht, nur draußen", erzählt sie dann, als wir uns am Küchentisch den ersten Espresso gönnen. Ihre Augen haben eine leichte Schrägstellung. Sie blickt mich an, aber kann mich doch nicht sehen.

Klug kennt das Leben nur so – ohne Farben und Gesichter, ohne Mimik und Gesten. Seit ihrer Geburt sieht sie nur leichte Schattierungen. Leber'sche Amaurose nennt man diese Erbkrankheit. „Als Kleinkind war mir das wurscht", erzählt sie. Mit zwei Jahren bekommt sie ihre erste Brille. Da hat sie noch ein Sehvermögen von etwa 15 Prozent. Während ihrer Grundschulzeit geht es damit rapide bergab. „Ich habe Schreiben und Lesen gelernt, indem ich mit dem Gesicht auf dem Blatt lag und mit dem linken Auge versucht habe, die Buchstaben zu erkennen", erinnert sie sich. Heute sieht sie weniger als ein Prozent. Das Mädchen geht in Unterschleißheim ins Sehbehindertenzentrum. In der Grundschule lernt sie Punktschrift lesen und schreiben, eignet sich den Umgang mit Laptop und Sprachausgabesystemen an. Sie will unbedingt in die Regelschule gehen.

Ihre Eltern lassen die sehbehinderte Tochter springen. Im Wissen, dass das Mädchen sich immer wieder verletzen wird. „Ich bin genauso wie alle anderen über den Spielplatz gerannt. Ich habe mich natürlich auch hin und wieder böse angeschlagen und hatte aufgeplatzte Lippen, weil ich gegen irgendeinen Pfosten geknallt bin. Meine Güte, das ist halt passiert." Als Kind denkt sie nicht viel darüber nach, was alles passieren könnte. Ihr Freiheitsdrang ist größer als ihre Angst. Sie will sich so ungezwungen bewegen wie ihre sehenden Freundinnen. Überhaupt hat sie bis heute fast nur sehende Freunde. „Ein Freundeskreis von blinden Menschen geht zum Beispiel nicht gemeinsam Schlittschuh laufen. Das ist mit sehenden Freunden anders. Da wird man einfach mitgezerrt." Clara Klug ist körperlich fit und unternimmt viel mit anderen.

Belastung für die Clique

In der Pubertät verliert sie allerdings einen Teil ihrer Unbekümmertheit. Ihr wird schmerzhaft bewusst, dass sie anders ist als die anderen Jugendlichen. Sie geht ihren Freunden immer häufiger auf die Nerven. Als sie mit 16 zum ersten Mal in die Disco geht, hat sie mit Panikattacken zu kämpfen. Klug merkt, dass sie mit ihrer Sehbehinderung zur Belastung für die Clique wird. „Wenn man erstmals versucht, in einen Club reinzukommen, dann will man nicht auch noch die blinde Freundin mitschleppen", zeigt sie Verständnis. Dennoch schwingt in ihren Worten der Schmerz aus dieser Zeit mit. „Ich kam mir etwas abgehängt vor."

Auch für ihre Eltern ist das eine schwierige Phase. Die sehbehinderte Tochter steckt mitten in der Pubertät und hadert mit ihrem Schicksal. Zum Glück kann sie offen mit ihnen darüber sprechen. „Aber sie mussten damals viel aushalten", erinnert sie sich. Klug konzentriert sich auf die Schule und lernt viel. „Damit war ich teilweise noch uncooler, aber es hat mir Spaß gemacht. Ich war schnell besser als andere und konnte damit ausgleichen, was mir sonst gefehlt hat." Unbedingter Wille, Biss und Ehrgeiz. Der Dreiklang der Clara Klug.

Dank dieser Tugenden schließt sie auch ihr Computerlinguistik-Studium an der Universität in München erfolgreich ab. Obwohl es kräftezehrend ist, als Blinde zu studieren. Die Dozenten haben viel zusätzliche Arbeit, ihr Kursmaterialien und Prüfungen für ihre Hilfssoftware aufzubereiten oder ihr digitale Versionen der Materialien zur Verfügung zu stellen. Ein weiteres Problem: „Wenn ich wegen meines Leistungssports Sondertermine für Prüfungen benötigte oder hohe Fehlzeiten hatte, kam das meist nicht gut an beim Prüfer." Immer wieder muss Klug ihre Beeinträchtigung und ihren Leistungssport gegenüber den Lehrkräften verteidigen.

Diese Fähigkeit, sich immer wieder durchzubeißen, macht sie auch zur weltbesten blinden Para-Biathletin. Innerhalb von sieben Jahren katapultiert sich die Hobby-Skilangläuferin in die Weltspitze des Behindertensports. Bei den Winter-Paralympics 2018 in Pyeongchang holt sie zwei Bronzemedaillen für Deutschland, 2019 räumt sie bei den Weltmeisterschaften in Kanada richtig ab und gewinnt drei Mal Gold im Biathlon und zwei Mal Bronze im Langlauf. Diese Erfolge werden nur durch Martin Härtl möglich. Der 46-Jährige ist der Begleitläufer von Clara Klug. Der Trainer des Behindertensportverbandes in Bayern hat 2012 ihr herausragendes Talent entdeckt. Sie lernen sich kennen, stimmen sich ab, erhöhen das Trainingspensum von Jahr zu Jahr, auf mittlerweile 20 Stunden pro Woche. Während des Trainings und der Rennen läuft Härtl voran,

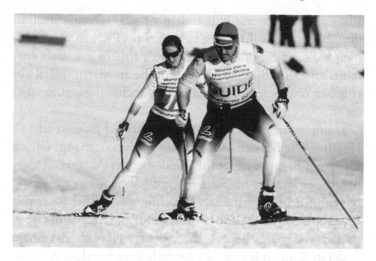

Abb. 1 Clara Klug mit ihrem Guide Martin Härtl. (© Ralf Kuckuck/ DBS Akademie)

etwa zwei bis drei Meter, Clara Klug im Windschatten hinterher. Verbunden sind sie nur per Herzfrequenzmesser. Sie trägt einen Gurt, Härtl hat den Computer am Handgelenk, kann die Werte der Biathletin ablesen und sie entsprechend steuern. „Das ist die totale Überwachung", lacht Klug. Sie lacht überhaupt viel (Abb. 1).

Mit Tempo 53 auf Skiern

Der Guide trägt auch einen Lautsprecher am Rücken, über den er spezielle Kommandos gibt – für die Kurven, für einen Abstieg oder eine Abfahrt. In steileren Passagen reicht Härtl seiner Läuferin den Stock nach hinten, damit sie ihn fassen kann. „Wir fahren dann als Skizug hintereinander herunter. Wir kriegen Geschwindigkeiten bis zu 53 km/h auf die Skier," erzählt sie. In solchen Momenten ist die Athletin völlig abhängig von ihrem Guide. Ein solche Abhängigkeit würde vielen Menschen Angst machen, Clara

Klug nicht. Sie weiß: Nur indem sie sich vertrauensvoll in die Abhängigkeit ihres Begleitläufers begibt, kann sie überhaupt diesen Sport ausüben. Die Athletin hat sich entschieden, beim Biathlon die Kontrolle an Martin Härtl abzugeben und sich fallen zu lassen. Manchmal geschieht dies im wortwörtlichen Sinne.

Denn wenn Härtl einen Fehler macht, passieren schnell Unfälle. Wie bei den Paralympics in Pyeongchang. Gleich im ersten Rennen stürzt ihr Guide bei der Abfahrt. „Plötzlich lag er vor mir im Schnee, und ich habe einen Abgang über ihn drüber gemacht", berichtet sie. Vorbei ist es mit der erhofften Medaille in diesem Rennen. „Aber zum Glück passiert das ganz selten", schiebt sie schnell nach. Bei einem anderen Rennen bleibt sie plötzlich kurz vor dem Ziel stehen. Sie denkt, sie sei bereits dort. Die Zuschauer haben sie so lautstark angefeuert, dass sie die Kommandos ihres Guides nicht mehr hören kann. Da stößt Härtl einen lauten Schrei los, Klug rafft sich noch mal auf und rettet sich die letzten Meter ins Ziel. So reicht es doch noch zu einer Bronzemedaille.

Am Schießstand muss sich die Sportlerin ganz allein beweisen. Wenn sie dort ankommt, schnappt sie sich das Lasergewehr mit Infrarot-System und setzt sich einen Kopfhörer auf. Gezielt wird nach Gehör. Die Zielscheibe sendet ein Infrarotsignal, das in ein Tonsignal umgewandelt wird. Je höher der Ton, desto mehr zielt sie in die Mitte. Härtl steht dann hinter ihr und kann nur hoffen, dass Klug die Treffer setzt. „Im besten Fall scheißt er mich nicht zusammen, weil ich gut geschossen habe", sagt sie lachend. Ihre Ausdrucksweise ist herrlich direkt (Abb. 2).

„Man muss sich sehr gut verstehen", erzählt sie über das Verhältnis zu ihrem Begleitläufer. „Wenn wir uns anzicken, dann klappt es auch im Wettkampf nicht." Klug pendelt oft von München nach Weilheim, wo Härtl mit seiner Frau

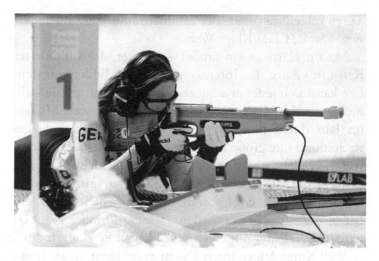

Abb. 2 Zielen nach Gehör: Clara Klug am Schießstand. (© Jan Woitas/dpa-Zentralbild/dpa/picture alliance)

lebt. Die Sportlerin und Härtls Frau verstehen sich gut. Das ist ihr wichtig. Denn Martin Härtl und sie verbringen „extrem viel Zeit miteinander." Gegenseitiges Vertrauen ist die Grundlage in dieser besonderen Konstellation.

Wie ein Tanzpaar
Klug weiß, was sie an ihrem Guide hat. „Ich vergleiche das immer mit einem Tanzpaar. Man kann natürlich mit jedem tanzen. Aber wenn sich mal ein Tanzpaar gefunden hat, dann wird es mit einem anderen Partner nie wieder so gut funktionieren." Auch abseits der Loipe sind Clara Klug und Martin Härtl ein eingespieltes Team. Im Mannschaftshotel holt er sie zum Essen ab und hilft ihr beim Buffet. Vieles schafft sie aber auch allein. Sie hat die Gabe, sich überall schnell orientieren und Distanzen einschätzen zu können. „Ich finde alleine ins Foyer runter oder weiß, wo die Teamkollegen ihre Zimmer haben. Da zähle ich halt Türen."

Türen zählen statt nach der Zimmernummer schauen können. Das ist Clara Klugs Welt.

Martin Härtl ist ein großer, schlanker, durchtrainierter
Kerl mit Glatze. Im Internet gibt es viele Bilder von ihm.
Die kann sich jeder anschauen, Clara Klug nicht. Sie weiß
nicht, wie der Mann aussieht, mit dem sie so viele Monate
im Jahr durch die Welt reist, trainiert, Wettkämpfe bestreitet und ihre größten Erfolge feiert. „Ich habe eine Idee,
wie er aussieht", sagt sie. Mehr aber auch nicht. „Ich ver-
misse es, die Mimik und Gestik von anderen mitzukriegen."
Kommunikation erfolgt nun mal größtenteils über das
Sehen. „Das, was gesagt wird und wie es stimmlich geäußert
wird, macht leider nur einen ganz kleinen Prozentsatz aus."

Weil Klugs Augen ihren Dienst verweigern, ist sie umso
mehr auf ihre Ohren angewiesen. Sie bekommt mit, wenn
das Gegenüber gestikuliert oder eine andere Bewegung
macht. „Grad haben Sie während des Redens kurz weg-

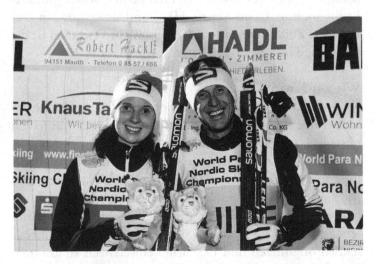

Abb. 3 Erfolgsgespann: Clara Klug und ihr Begleitläufer Martin
Härtl. (© Ralf Kuckuck/DBS Akademie)

geschaut", sagt sie plötzlich zu mir. „Sie hören, wenn ich wegschaue?" – „Na, wenn ich wegschaue und spreche, klingt meine Stimme ja auch anders." Das stimmt. Aber wer achtet schon auf so was? Clara Klug zum Beispiel (Abb. 3).

Ihre Stimme klingt angenehm. Sie spricht dialektfrei, artikuliert so deutlich, als hätte sie mal Sprechunterricht genommen. Ihre grün-blauen Augen sind fokussiert. Sie trägt Blue Jeans und einen dunkelblauen Hoodie. Ihre brünetten Haare hat sie zu einem Pferdeschwanz gebunden. Weiß sie, wie sie selbst aussieht? „Nicht wirklich. Ich habe nur eine Idee von meiner Haarfarbe. Natürlich weiß ich, wie sich mein Körper anfühlt, mein Gesicht. Ich kann mir aber überhaupt nicht vorstellen, wie meine Augen aussehen. Ich konnte früher im Spiegel eine Zeit lang sehen, dass ich da bin. Ich konnte vielleicht auch etwas von meiner Figur erkennen. Aber die Proportionen sind völlig verzerrt. Ich habe mich nie richtig sehen können."

Weil das Sehen bei ihr wegfällt, legt Klug im Kontakt zu anderen Menschen mehr Wert auf deren Stimme oder darauf, wie jemand Hände schüttelt. „Ich spüre, was das für Hände sind. Das ist oft sehr aussagekräftig." Ein Gespräch zu zweit ist für sie leichter als die Kommunikation in einer Gruppe. Dort bekommt sie häufig wichtige Details nicht mit.

„Mir kommen auch mal die Tränen"

Sie erzählt das sachlich, nicht weinerlich. Obwohl sie allen Grund hätte, mit ihrem Schicksal zu hadern. „Das tue ich auch immer wieder", gibt sie zu. Wenn sie beim Einräumen der Spülmaschine schon wieder in die Essensreste vom Vortag gelangt hat, wenn sie erneut gegen einen Laternenpfosten geknallt ist oder wenn die Schilder vor den Restaurants wieder mal woanders stehen, dann schwingt dieses

Hadern mit. Mittlerweile ist das aber tagesabhängig. „Wenn eh schon alles schiefläuft, und dann verheddere ich mich noch an einem blöd abgestellten Fahrrad und tue mir weh, dann kommen mir schon mal die Tränen. Dann habe ich keinen Bock mehr, überhaupt noch weiterzugehen und würde mich am liebsten in meinem Bett verkriechen." Wirklich schlimm sei es vielleicht einmal im Monat (Abb. 4 – Video).

Menschen, die Schweres im Leben durchmachen müssen, weisen häufig Gott die Schuld dafür zu. Clara Klug hat da eine klare Meinung. „Die Frage ‚Warum gerade ich?' stelle ich mir schon lange nicht mehr, weil ich keine Antwort darauf bekomme. Ich mag die Idee nicht besonders, zu sagen: Gott hat mir das auferlegt, um mich zu prüfen. Ich glaube nicht, dass irgendwelche übergeordneten Mächte etwas mit meiner Behinderung zu tun haben."

Mitleid kann sie überhaupt nicht leiden. Das vermittle ihr das Gefühl, dass die anderen Menschen sich über sie stellten. „Das habe ich schlichtweg nicht nötig", betont sie.

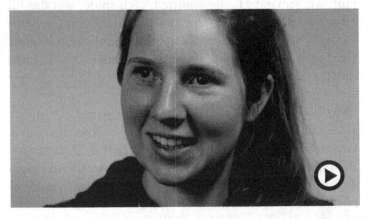

Abb. 4 Interview mit Clara Klug (▶ https://doi.org/10.1007/000-28m)

Ihre Stimme klingt jetzt rigoros, ich spüre ihre innere Stärke. Sie ist nicht das arme blinde Mädchen, das manche Leute in ihr sehen. „Das brauche ich nicht. Da denke ich nur: ‚Lasst mich einfach in Ruhe.' Im Zweifel kriegen die Leute dann einen blöden Spruch von mir zurück." Klug hat häufig das Gefühl, dass Menschen denken, dass sie – nur weil sie nicht sehen kann – auch geistig eingeschränkt sei. Dann kontert sie gern mit Sarkasmus.

Klug will so behandelt werden, wie ihre Familie das tut. Sie muss im Haus mithelfen, bekommt keine Extrawürste wegen ihrer Behinderung. Ihre Eltern und ihre jüngere Schwester vergessen sogar manchmal, dass sie nichts sieht und lassen sie irgendwo stehen. „Da sage ich dann: ‚Hallo, ich stehe noch hier. Bitte mitnehmen!' Meine Schwester lacht mich aus, wenn ich irgendwo dagegenrenne oder klaut mir das Essen vom Teller." Klug betont, ihre Schwester könne zwar sehen, aber „sie hat die Behinderung auch". Was sie damit meint: Geschwisterkinder von Menschen mit Handicap wachsen mit der fast gleichen Einschränkung auf. „Meine Schwester ist der einzige Mensch, der direkt in diese Situation hineingeboren ist. Sie kam auf die Welt, und ich war da. Sie hat es als gegeben angesehen, dass große Schwestern nicht sehen können." Ihre Schwester sei der Mensch, der am besten weiß, was sie braucht.

Klug mag diesen unkomplizierten, unverkrampften Umgang miteinander. Sie orientiert sich immer an sehenden Gleichaltrigen. Nicht an denen, die vielleicht noch weniger können. Vielleicht ist genau dies ihr Erfolgsrezept. Diese Einstellung hat sie dahin gebracht, wo sie jetzt mit 26 Jahren steht – fest mit beiden Beinen im Leben.

Wenn andere übergriffig werden

Ihre Eltern bringen ihr schon in jungen Jahren bei, für sich einzustehen und selbstständig zu handeln, deutlich zu äußern, was man will und was nicht. Diese Erziehung kommt ihr zugute – auch in unangenehmen Situationen. Sie mag es überhaupt nicht, von anderen Menschen einfach angefasst zu werden. Ihr passiert das vier bis fünf Mal pro Woche. Auch wenn viele Leute es gut meinen und ihr helfen wollen, in solchen Momenten erlebt sie das Verhalten „als sehr übergriffig", betont sie. „Es wäre viel besser, wenn ich gefragt würde, ob man mir vielleicht helfen könne."

Besonders schlimm sind für sie Situationen, in denen ihr jemand vermeintlich helfen, sie in erster Linie aber nur angrapschen will. „Plötzlich habe ich eine Hand an meiner Taille liegen, wenn ich die U-Bahn-Tür suche", erzählt sie. Dann setzt sie sich zur Wehr und stößt jemandem leicht ihren Ellbogen in die Rippen. „In den meisten Fällen drehe ich mich weg oder rufe laut und deutlich in die Menge: ‚Hände weg!' Das kann ich nur jedem Mädchen empfehlen." Die Grapscher würden dann erschrecken, „weil die anderen Leute mitbekommen, dass die Hände an einer Stelle waren, wo sie nicht hingehören."

Bei aller Selbstsicherheit, die Klug ausstrahlt, bei aller Souveränität, mit der sie sich durchs Leben bewegt – wie schlimm ist es für sie, immer wieder von anderen Menschen abhängig zu sein? „Ich würde es nicht als schlimm bezeichnen. Ich habe selbst die Wahl. Ich kann selbst bestimmen, wann ich Unterstützung brauche. Ich sage, wann ich Hilfe brauche und wann ich keine benötige. Ich könnte auch zu Hause bleiben und mir mein Essen liefern lassen. Dann müsste ich meine Wohnung nicht mehr verlassen. Das ginge auch. Aber das möchte ich nicht." Diese Frau stellt sich dem Leben. Mit all seinen Widrigkeiten (Abb. 5).

Sie empfindet es als „unglaubliches Glück", sich überhaupt so frei bewegen zu können. In den vergangenen Jahren habe sich viel getan in Deutschland. Die Menschen seien aufmerksamer geworden, findet sie. So habe die Deut-

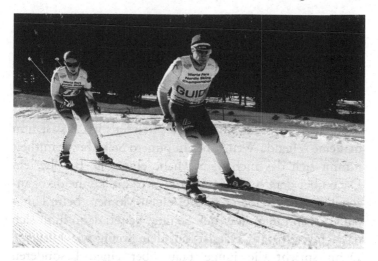

Abb. 5 „Ich sage, wann ich Hilfe brauche". Clara Klug stellt sich den Widrigkeiten des Lebens. (© Ralf Kuckuck/DBS Akademie)

sche Bahn ihre Bahnsteige mit blindengerechten Streifen auf dem Boden nachgerüstet. „Das hilft, damit ich mich mit dem Blindenstock oder mit den Füßen besser orientieren kann", sagt sie und fügt energisch hinzu: „Auf diese Streifen gehören aber keine Koffer!" Das sage sie gebetsmühlenartig jedem, der dies mal wieder missachtet. Eine andere positive Entwicklung nimmt sie auch wahr. „Wenn ich vor 15 Jahren an eine Baustelle gekommen bin, hat vielleicht einer ‚Hey, Achtung!' geschrien." Mittlerweile komme in den meisten Fällen schnell jemand von seiner Maschine oder seinem Gerüst herunter und frage, ob er ihr helfen könne oder ob sie sich einhängen wolle.

Trotzdem sieht Klug noch Verbesserungsbedarf. Sie würde sich wünschen, dass Laternenpfosten nicht mitten auf dem Gehweg stehen, sondern in die Grünstreifen oder die Häuserwände versetzt würden. Außerdem sollte es verboten werden, auf den Gehwegen E-Roller oder Segways abzustellen. „Das macht es unnötig gefährlich für alle", erzählt sie.

Der Traum vom Radfahren

Umso erstaunlicher, dass sich Klug trotz aller Einschränkungen ziemlich frei fühlt. „Natürlich sind sehende Menschen im praktischen Leben freier als ich. Es ist nun mal eine sehende Welt. Aber in puncto Selbstbestimmtheit nimmt sich das nichts." Sie habe eine tolle Familie, ein Dach über dem Kopf, genug zu essen und könne den ganzen Tag Sport treiben. „Es gibt einen Moment beim Langlaufen, wenn man über den Schnee gleitet, dann fühlt sich das schwerelos an. Das ist ein klein wenig wie Fliegen." Dann spricht die junge Frau über einen besonderen Wunsch. „Ich würde gern Fahrrad fahren können", sagt sie. Klar, sie kann sich in München mit öffentlichen Verkehrsmitteln überall hin bewegen. Aber sie braucht dafür sehr viel Zeit. Wenn sie mitkriegt, wie sich ihre Schwester mal schnell aufs Rad schwingt, wird sie traurig.

Ich frage, ob sie sofort mit jedem sehenden Menschen tauschen würde. „Nein", kommt es wie aus der Pistole geschossen, „sicherlich nicht." Ihre humorvolle Art blitzt plötzlich wieder auf. „Aber ich würde vielleicht das Sehen nehmen." Sie sagt das spontan und vielleicht etwas flapsig, aber sie hat es schon tausendmal durchdacht. „Ich glaube, dass jeder sein Päckchen zu tragen hat. Der eine mehr, der andere weniger."

Klug gibt die Hoffnung nicht auf, dass sie irgendwann doch noch einmal sehen wird. Immer wieder kommen Menschen auf sie zu, um ihr Hilfe anbieten. „Das sind überwiegend Heilpraktiker, die meinen, dass man durch Pendeln oder aufgelegte Steine irgendwas bewirken kann." Nur haben sie ihr bisher niemanden zeigen können, bei dem das gewirkt hat. Also bleibt sie skeptisch. Sie hofft auf andere Techniken, die ihr einen Teil ihres Augenlichts wiederschenken könnten. „Am ehesten wird dies wohl mithilfe von Kamerasystemen oder Retina-Implantaten, also elektronischen Sehprothesen, möglich sein. Keine Ahnung, was das dann für ein Sehen sein wird." Sie will solche Optionen allerdings erst ausprobieren, wenn sie tatsächlich ausgereift sind. „Ich habe kein Interesse, an mir herumdoktern zu lassen."

Vielleicht kann Clara Klug eines Tages ja doch noch ihre stolze Medaillensammlung betrachten. Momentan lagern die Edelmetalle aus Gold, Silber und Bronze in einem Pappkarton unter ihrem Schreibtisch. Eine extra Vitrine braucht sie nicht. „Ich kann die Dinger ohnehin nicht sehen. Aus der Schachtel kann ich sie schneller rausnehmen und anfassen." In den kommenden Jahren sollen weitere Medaillen hinzukommen. Ihr großes Ziel ist Gold bei den Paralympics 2022 in Peking. 2019 wurde sie als erste Para-Athletin in die Spitzenfördergruppe der Bayerischen Polizei aufgenommen. Zu 90 Prozent wird sie vom Dienst freigestellt, um trainieren zu können. Ihr Trainingspensum will sie auf 30 Stunden pro Woche erhöhen.

Keiner sollte auf die Idee kommen, Clara Klug aufzuhalten.

Steckbrief Clara Klug

Geboren: 16. Juni 1994 in München
Erfolge: 2-mal Bronze bei den Winter-Paralympics 2018 in Pyeongchang (Südkorea)
3-mal Gold, 1-mal Silber und 1-mal Bronze bei der Nordischen Ski-WM 2019
2-mal Silber und 1-mal Bronze bei der Nordischen Ski-WM 2017
Trainer und Guide: Martin Härtl

Literatur

Grandios.Online (2019). „Dann zähle ich halt Türen". Abgerufen von: https://www.grandios.online/ausgabe-4-freiheit/dann-zaehle-ich-halt-tueren
Das Videomaterial wurde freundlicherweise von der Diözese Regensburg zur Verfügung gestellt.

Michael Köllner

„Ich muss nicht immer stark sein"

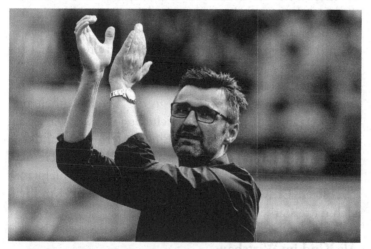

© Sven Simon/FrankHoermann/picture alliance

Elektronisches Zusatzmaterial Die elektronische Version dieses Kapitels enthält Zusatzmaterial, das berechtigten Benutzern zur Verfügung steht https://doi.org/10.1007/978-3-662-62552-1_11. Die Videos lassen sich mit Hilfe der SN More Media App abspielen, wenn Sie die gekennzeichneten Abbildungen mit der App scannen.

© Der/die Autor(en), exklusiv lizenziert durch Springer-Verlag GmbH, DE, ein Teil von Springer Nature 2021
J. Seemüller, *Am Limit – Wie Sportstars Krisen meistern*,
https://doi.org/10.1007/978-3-662-62552-1_11

Manchmal sind es diese kleinen Momente, die mehr über einen Menschen aussagen, als große Worte. Michael Köllner hat soeben die Tür zum Treppenhaus der Geschäftsstelle des Vereins geöffnet, als junge Nachwuchsfußballer die Treppe hinaufstürmen. Nun hätte der Cheftrainer der Profis mit einem schlichten „Servus" an den 10- oder 11-Jährigen vorbeimarschieren können. Köllner aber bleibt stehen, hält den jungen Kickern die Tür auf und klatscht jeden Einzelnen beim Vorbeigehen ab. High five. Die Jungs finden das cool.

„Am Ende geht es immer darum, dass du einen Menschen vor dir hast", sagt Köllner später. „Dieser Mensch will glücklich sein, auch im harten Fußball-Business." Michael Köllner ist ein Menschenfreund. Das spürt man, wenn man den 51-Jährigen beobachtet und erlebt. Beim Umgang mit seinen Spielern im Training, beim Small Talk mit den Fans, beim intensiven Gespräch mit Medienvertretern. Er ist zugewandt, respektvoll, aufmerksam.

Um zu verstehen, wie er zu dem wurde, der er heute ist, muss man eine kleine Zeitreise in die Vergangenheit machen. 40 Jahre zurück ins bayerische Fuchsmühl. Das ist ein beschaulicher Ort mit 1600 Einwohnern im Landkreis Tirschenreuth in der Oberpfalz. Hier ist Köllners Heimat. „Das war für mich als Kind wie ein Abenteuerspielplatz", erzählt er. Es war eine gute Zeit, eine behütete Kindheit. „Ich hatte starke Wurzeln", sagt Köllner.

Als Kind im Wirtshaus
Seine Tante und seine Großeltern besitzen das größte Wirtshaus im Ort mit Metzgerei. „Das Leben in einer Gaststätte mit den vielen Menschen erzieht dich ein Stück weit. Die Stammgäste geben dir den einen oder anderen klugen Spruch mit auf den Weg." An diese Ratschläge hält er sich

aber nur selten. Der „Michl aus Fuchsmühl", wie er von einigen bis heute genannt wird, ist ein richtiges Schlitzohr. Hausaufgaben haben für den jungen Michael nur begrenzten Charme. „Ich habe in den ersten vier Schuljahren keine zehn Mal meine Hausaufgaben gemacht", erinnert er sich lachend. Es wird eine Liste geführt mit den Schülern, die ihre Hausaufgaben nicht gemacht haben. Köllner ist meist Spitzenreiter. Manchmal kommen die Lehrer sogar zu ihm nach Hause, damit er wenigstens am folgenden Tag seine Aufgaben erledigt hat.

Als kleiner Junge hat Köllner den Wunsch, Pfarrer zu werden. Im Fernsehen läuft die TV-Serie „Dornenvögel" mit Richard Chamberlain in der Hauptrolle. „Das zog mich an", erinnert er sich. Ansonsten ist er ständig auf dem Bolzplatz. Hier will er immer der Spieler sein, der am Wochenende zuvor überragend gespielt hat.

Seine Fußballleidenschaft sorgt dann auch für eine einschneidende Entscheidung. Mit 10 will der junge Michael unbedingt ins 30 Kilometer entfernte Weiden ins Klosterinternat St. Augustin. „Ich war damals Ministrant. Mit unserem Pfarrer hatten wir mehrere Ausflüge dorthin gemacht", erzählt er. Köllner ist so begeistert von der großen Fußballhalle in dem Internat, dass er unbedingt dorthin will. „Ich dachte, da könnte ich jeden Tag Fußball spielen."

Auch als sein Vater Erich, ein Lokführer, ihn darauf hinweist, dass sein Entschluss unumstößlich sei und er das Internat erst wieder verlassen dürfe, wenn er volljährig sei, lässt sich der Junge nicht von seiner Entscheidung abbringen. Es dauert allerdings nicht lange, bis Michael Köllner alles bitter bereut. Das Leben im Klosterinternat ist eine „harte Schule", es herrscht „ein strenges Regime."

Bisher hat dieser extrovertierte Erzähl-Mensch voller Begeisterung geredet. Jetzt wird er etwas ernster. „Die Zeit im Internat war krass, eine richtig harte Nummer", sagt er. In dem Haus gibt es klare Abläufe und Regeln. Köllner ist einer von 400 Jungs, die in dem Haus leben. „Ich schlief mit 20 anderen Kindern im Zimmer. Ich hatte ein Bett, einen Holzschemel, einen Spind mit einer Nummer und einen Schreibtisch." Draußen auf dem Gang hat jeder Junge ein eigenes Waschbecken. Warmes Wasser gibt es in den ersten Jahren nicht. Der 11-jährige Michael wäscht sich dort mit freiem Oberkörper mit eiskaltem Wasser. „Vor allem im Winter war das eine Überwindung."

Wenn er den Anweisungen der älteren Mitschüler nicht folgt, wird er schon mal in einen Papierkorb gesetzt und auf den Spind gehievt. Ein enges Gefängnis in respektabler Höhe. Sich daraus zu befreien, ist ein mühsames und vor allem gefährliches Unterfangen. Der junge Michael steht in der Hierarchie der Gemeinschaft weit unten. Die Älteren haben das Sagen, die Jüngeren müssen gehorchen.

Strafen und harte Regeln

Das Internat wird autoritär geführt. Wer gegen die Regeln (Bettruhe, Essen oder Lernzeiten) verstößt, wird bestraft. Bei schlechten Noten wird die Lernzeit, die täglich ohnehin bei über drei Stunden liegt, noch mal erhöht. Besonders hart trifft es den fußballbegeisterten Michael, wenn er Fernsehverbot bekommt.

„Einige Minuten, nachdem das Endspiel im Europapokal der Landesmeister begonnen hatte, wurde ich rausgezogen. Ich musste im Saal nebenan lernen und habe gehört, wie die anderen im Nebenzimmer die Teams angefeuert haben." Michael Köllner verpasst viele Fußball-Klassiker, weil er in manchen Fächern nicht so gute Noten geschrieben hat.

Geschlagen wird im Internat nur in Ausnahmefällen. „Besonders schlimm waren allerdings die Schläge, die man unvermittelt bekam", erinnert er sich. Schläge gelten in den

80er-Jahren weitgehend als probates Erziehungsmittel. Köllner: „Ich wurde auch zu Hause nicht mit Samthandschuhen angefasst. Da habe ich mir auch schon mal eine gefangen, wenn ich etwas ausgefressen hatte." Heute kann Köllner darüber schmunzeln. In Erinnerung bleibt ihm etwas anderes. Einige seiner Mitschüler leiden an großem Heimweh. In der Nacht weinen die Jungs heimlich in ihr Kopfkissen. „Das werde ich nie vergessen", sagt er leise.

Auch Michael Köllner würde gern wieder nach Hause zurückkehren. Aber sein Vater bleibt hart. Er beharrt darauf, dass sein Sohn das Internat bis zur Volljährigkeit durchzieht. „Ich nehme ihm das nicht übel", sagt Köllner verständnisvoll, „auch wenn mir das jahrelang nicht geschmeckt hat. Mein Vater hatte als Kind im Zweiten Weltkrieg eine ganz andere Kindheit. Vor diesem Hintergrund hat er wohl diese harte Entscheidung getroffen."

Köllners Mutter ist eine fürsorgliche Frau. Sie spürt, dass die Zeit im Internat für ihren Sohn nicht leicht ist. Also versucht sie, ihn bestmöglich zu unterstützen. Es ist schwierig für Michael Köllner, mit seinen Eltern über die Klosterschule zu sprechen. „Priester und Lehrkräfte hatten damals einen anderen Status, sie genossen besondere Autorität. Wenn ich mich damals als Kind über sie beschwert hätte, wäre das eher nachteilig gewesen." Also macht der junge Michael alles mit sich selbst aus und zieht die Internatszeit durch.

Der Fußball ist dabei eine große Hilfe. Das Kicken mit den Mitschülern ist eine gute Ablenkung. „Es war eine Kraftquelle. Beim Fußballspielen konnte ich alles andere ausblenden." Trotzdem sind diese acht Jahre im Internat eine schwere Zeit für den Jungen. Er habe aber gelernt, berichtet Köllner, die Regeln in der Einrichtung zu akzeptieren und angefangene Dinge zu Ende zu bringen. „Wer A sagt, muss auch B sagen", lautet daher eine seiner Lebensmaximen. Sie prägt sein Verhalten bis heute. „Erst durch konsequentes Verhalten bin ich glaubhaft. Das erwarte ich auch von meinen Spielern. Sie müssen sich mit dem Verein identifizieren und nach dessen Regeln leben", findet der Coach. Etwas Gutes hat die Zeit in der Klosterschule aber auch: „Die Bundeswehr im Anschluss war im Vergleich zum Internat ein Ferienlager", lacht er.

Das Leben im Internat verändert sein Verhältnis zur katholischen Kirche. Als Ministrant ist vieles leicht, spielerisch und bunt gewesen. „In der Internatszeit bin ich etwas vom Glauben abgerückt", berichtet Köllner. Trotzdem wirft er ihn nicht über Bord, bezeichnet sich immer noch als Christ. „Der Glaube war für mich immer ein Ruhepol", erzählt er einem katholischen Magazin (Grandios 2018). „Die Geschichte und das Leben Christi faszinieren mich. Seine Taten, Worte und Werke sind für mich mehr als nur eine Orientierung."

Allein unter Frauen
Nach der Internatszeit geht Köllner zum Sanitätsdienst der Bundeswehr – ebenfalls für acht Jahre. Er wird Zahnarzthelfer. Der Bundeswehr-Zahnarzt hat ihn gefragt, ob er bei ihm arbeiten wolle, er müsse sich aber länger verpflichten. Also macht Köllner die Ausbildung. Damit sein Abschluss auch im normalen Leben anerkannt wird, besucht er während der Bundeswehrzeit noch ein Jahr die Berufsschule. Köllner ist der einzige männliche Auszubildende und umgeben von lauter jungen Frauen. Sie sind 16 oder 17, Köllner ist zehn Jahre älter. „Vor der ersten Stunde dachten alle, ich sei der Lehrer," lacht er. „Als dann ein paar Minuten später ein anderer die Klassenzimmertür aufgesperrt und mich als Mitschüler vorgestellt hat, hatten einige eine Erleuchtung."

Köllner wird der erste männliche Zahnarzthelfer Bayerns. Auf der Urkunde wird das „in" von *Zahnarzthelferin* einfach mit dem Filzstift durchgestrichen. Der Job des Zahnarzthelfers füllt ihn nur punktuell aus. Während der Bundeswehr-Zeit geht Köllner intensiv seiner großen Leidenschaft Fußball nach. Er kickt selbst, macht die Trainer-A-Lizenz (Note 2,1) und trainiert teilweise fünf Teams gleichzeitig. „Diese positive Besessenheit vom Fußball habe ich nie körperlich gespürt, auch wenn es damals an die Grenzen ging. Aber das hat mir nie etwas ausgemacht. Es ist wichtig, dass du für das Thema brennst."

Mit 24 Jahren arbeitet er erstmals als Trainer – bei der SG Fuchsmühl, seinem Heimatverein. Mit den A-Junioren bleibt er zweieinhalb Jahre lang ungeschlagen und feiert drei Aufstiege. Köllner ist als Coach weit mehr als ein Hütchenaufsteller oder Spaßonkel. Er sorgt für Disziplin, angetrieben von einem unbändigen Ehrgeiz und einem übergeordneten Ziel. Er will mit seinen Mannschaften immer etwas erreichen – auf dem Platz und abseits des Rasens. Mit seinen A-Jugendlichen ist Köllner nicht nur sportlich erfolgreich. So schreiben und inszenieren Trainer und Spieler gemeinsam ein gesellschaftliches Theaterspiel. Der Blick über den Tellerrand hinaus ist ihm wichtig.

Auch wenn sein Vater ihn lieber als Angestellten an einem Schreibtisch in einer Behörde sähe: Michael Köllner hat seine Berufung gefunden. Er will Fußballtrainer sein und seine Spieler bei ihrer Persönlichkeitsentwicklung unterstützen (Abb. 1).

Im Gegensatz zu vielen seiner Kollegen fängt Köllner ganz unten an. Er arbeitet sich langsam über Kreis- und Verbandsliga-Vereine nach oben. Er macht eine Tour über die Fußballdörfer, arbeitet für den Bayerischen Fußballverband, über 12 Jahre als Koordinator Talentförderung beim Deutschen Fußball-Bund (DFB) sowie in der Ausbildungs-

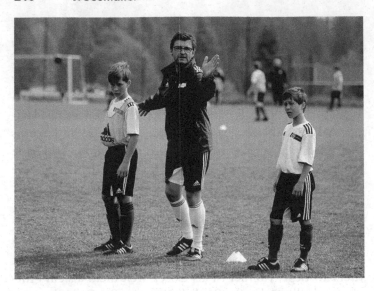

Abb. 1 Michael Köllner als Talentförderer beim Deutschen Fußball-Bund. (Foto: privat)

arbeit bei Jahn Regensburg, in Fürth und beim 1. FC Nürnberg (Leiter des Nachwuchsleistungszentrums).

Im März 2017 folgt der Ritterschlag. Köllner wird als Nachfolger von Alois Schwartz zum Cheftrainer einer Profimannschaft befördert. Er soll den damaligen Zweitligisten 1. FC Nürnberg vor dem Abstieg retten. Die Mission gelingt. Mehr noch. In der kommenden Saison schafft seine Mannschaft den lang ersehnten Bundesliga-Aufstieg. Am vorletzten Spieltag wird er perfekt gemacht. 8000 mitgereiste Club-Fans feiern ausgelassen mit Spielern und Trainer Köllner im Stadion des SV Sandhausen. „Es war einfach unglaublich", erinnert sich der Aufstiegs-Coach. „Es war sicherlich keine Selbstverständlichkeit, dass sich gestandene Profis einem No-Name-Trainer aus dem Jugendbereich so anvertrauen. Aber alle haben meine Art, Fußball spielen zu lassen, angenommen. Dafür bin ich sehr dankbar" (Abb. 2).

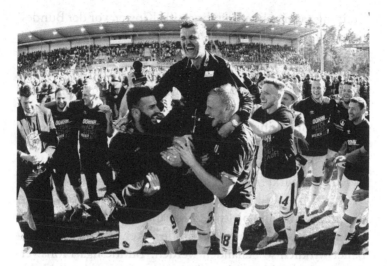

Abb. 2   Aufstieg mit dem 1. FC Nürnberg: Die Spieler lassen ihren Trainer nach dem Spiel in Sandhausen hochleben. (© Heiko Becker/ HMB Media/picture alliance)

Köllner besitzt zu diesem Zeitpunkt fast Kultstatus bei dem fränkischen Traditionsklub. Nicht nur bei den Fans, auch bei den Medienvertretern. Seine Pressekonferenzen, die er in bayerischer Mundart absolviert, haben hohen Unterhaltungswert. Während solche Termine bei anderen Vereinen häufig in 20 Minuten professionell, nüchtern und ohne besondere Vorkommnisse über die Bühne gehen, dauert das Frage-und-Antwort-Spiel mit Michael Köllner manchmal eine ganze Stunde. Die Journalisten sind angetan von der kompetenten, intelligenten und ehrlichen Art des Trainers.

„Ich nehme denen nicht die Beichte ab"
Michael Köllner ist kein typischer Fußballlehrer. Ihm geht es nicht nur um Technik, Taktik und Tore. Der Coach will seinen jungen Profis auch andere Horizonte eröffnen. Im

Trainingslager geht er mit ihnen ins Kloster, vor der Bundestagswahl diskutiert er über Politik, oder er legt seinen Spielern Zeitungsartikel ins Fach. Wie das Interview von Per Mertesacker. Der Fußball-Weltmeister von 2014 hat beeindruckend offen über den enormen Druck im Profifußball gesprochen. Es kommt auch vor, dass Köllner die jungen Männer bittet, ihre Handys auszumachen und stattdessen miteinander zu reden. Tatsächlich bleiben die Spieler dann häufig länger sitzen beim gemeinsamen Essen.

Köllner wirkt mit solchen Maßnahmen nicht wie ein Trainer im Taktiktunnel, sondern eher wie ein Lebenscoach. „Wenn ein Spieler das so wahrnimmt, dann habe ich nicht viel falsch gemacht", schmunzelt er. Aber wollen Fußballer wirklich so behandelt werden? Bundesliga-Profis verdienen viel Geld. In den Medien wird gern das Bild von jungen Männern mit einer Vorliebe für schnelle Autos, attraktive Frauen und Designerkleidung gezeichnet. Wollen diese jungen Männer über Politik diskutieren oder von ihrem gläubigen Trainer einen weisen Spruch aus der Heiligen Schrift hören?

Köllner schmunzelt: „Ich gehe ja nicht in die Kabine, packe die Bibel aus, male fünf Kreuze an die Wand und sage: ,Hier bin ich!'. Wir beten auch nicht das Vaterunser zum Einstieg, und ich nehme denen auch nicht die Beichte ab. Diese Dinge müssen aus der Situation heraus entstehen, weil man das Gefühl hat, der eine oder andere Spieler wünscht sich das."

Fingerspitzengefühl. Sensibilität. Wachsamkeit. Michael Köllner weiß mit diesen Begriffen etwas anzufangen. Er lebt sie. Auch wenn er auf manche Lebensfragen bereits Antworten gefunden hat; er sieht sich mit 51 Jahren immer noch als Suchenden. Er weiß, dass auch seine Spieler Orientierung suchen. „Meine Jungs haben viele Fragen, sie sehnen sich nach Leitplanken. Ich versuche, Antworten zu lie-

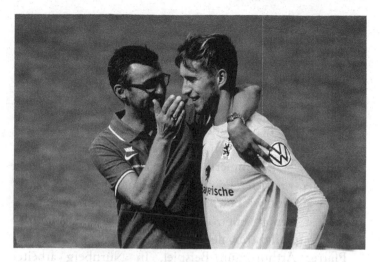

Abb. 3 Michael Köllner herzt 1860-München-Torwart Marco Hiller. (© Sven Simon/Frank Hoermann/picture alliance)

fern." Es gehe ihm bei seiner Arbeit als Trainer vor allem darum, dass seine Profis in ihrer persönlichen Entwicklung Fortschritte machten. „Für mich steht nicht im Vordergrund, das nächste Spiel mit Pauken und Trompeten zu gewinnen" (Abb. 3).

Eine außergewöhnliche Aussage für einen Verantwortlichen im Profifußball. Dort wird gewöhnlich alles dem Erfolg unterstellt. Natürlich will auch Köllner mit seinen Mannschaften am liebsten jedes Spiel gewinnen. „Nach einer Niederlage fühle ich mich teilweise richtig beschissen", gibt er zu. Um solche Niederlagen zu vermeiden, geben er, sein Trainerteam und jeder einzelne Spieler täglich Vollgas. Erfolg? Gern. Aber nicht um jeden Preis. „Es kann nicht sein, dass wir uns zu Tode knechten, und nach zehn Jahren kann keiner, der hier rausgeht, mehr gerade laufen", meint Köllner.

Seelische Schäden

Viele Fußballprofis haben nach ihrer Karriere erhebliche gesundheitliche Beschwerden. Sie leiden unter Bandscheibenvorfällen oder Arthrose, manche benötigen ein künstliches Hüftgelenk. Das sei doch keine Lebensqualität, sagt Köllner. „Von den seelischen Schäden möchte ich gar nicht erst sprechen", fügt er an. „Die werden kaum oder gar nicht sichtbar. Aber am Ende ist doch die Seele entscheidend. Wir kümmern uns um die körperliche Fitness der Spieler, wir bieten Präventionsprogramme oder Athletiktraining an, und wir beschäftigen Physiotherapeuten, damit möglichst wenig Verletzungen auftreten. Aber wer kümmert sich um das Innenleben der jungen Leute?"

Pfarrer Arthur zum Beispiel. In Nürnberg arbeitet Köllner mit dem katholischen Geistlichen zusammen. Pfarrer Arthur bietet den Spielern ein zusätzliches Gesprächsangebot völlig losgelöst vom Fußball an. „Die Spieler hatten seine Telefonnummer und konnten mit ihm reden. Sie haben von dem Angebot rege Gebrauch gemacht."

Für Köllner ist dies ein ganz wichtiges Thema: Was gibt seinen Spielern wirklich Kraft? Was gibt ihnen Halt und innere Stärke? Der Mensch sei kein E-Bike, das man an ein Kabel anschließen könne, und dann zeige einem der Akku, dass man vollgeladen sei und wieder zehn Stunden laufen könne. Jeder Mensch suche nach Energie-Ladestationen. Diese seien bei jedem unterschiedlich. Die Religion oder Meditation bei dem einen, bei dem anderen die Familie oder der Lebenspartner. Wenn jeder Mensch seine eigene Kraftquelle gefunden habe, dann sei dies für die Persönlichkeit ein wichtiger Entwicklungsschritt.

Köllner selbst zieht aus seinem Glauben, seiner Familie und seinen Freundschaften viel Kraft. Kraft, die er für seinen aufreibenden Trainerjob dringend benötigt. Als Chefcoach muss er seine Mannschaft top vorbereiten auf die Spiele. Er muss überzeugend sein im Auftreten gegenüber seinen Spielern, klar im Umgang mit der Vereinsführung, souverän gegenüber den Medienvertretern, zugewandt im Kontakt mit den Fans und überzeugend auf seinen Profilen in den Sozialen Medien. Der Druck ist enorm. „Er kommt aber nicht von außen", sagt Köllner. „Druck mache ich mir in erster Linie selbst."

Deshalb ist es ihm wichtig, zwischendurch abzuschalten und zu entspannen. „Mir reicht es, wenn ich mich mal ein paar Stunden herausnehme." Dann treibt er Sport oder greift zu einem Buch. Köllner liest gern Krimis, aber auch spirituelle oder inspirierende Literatur. Manchmal passt der Inhalt eines Buchs direkt in seine Situation. „Da denke ich dann, das kann kein Zufall sein."

Diese Inspirationen fließen in seine Arbeit als Fußballtrainer ein. Seinen Führungsstil beschreibt Köllner als „mit Abstand nah sein". Damit meint er: Es muss eine gewisse Distanz da sein, damit Respekt und Autorität erhalten bleiben. Aber auch Nähe ist wichtig, um mitzubekommen, was den einzelnen Spieler privat und sportlich bewegt.

Im Profifußball geht es in erster Linie um Leistung, Erfolge und Titel. In den Mannschaften, die Michael Köllner betreut, darf es aber auch menscheln. Selbst ein Köllner ist kein Alles-Könner. In vielen testosterongesteuerten Männergruppen wird Schwäche als Makel angesehen. Köllner gesteht sich als Führungskraft zu, auch mal schwach zu sein. „Ich muss gegenüber meiner Mannschaft nicht immer stark sein. Ich möchte den Spielern vermitteln: Selbst wenn wir das große Privileg haben, im Profifußball zu arbeiten und im Fokus der Öffentlichkeit zu stehen, sind wir letztlich auch nur Menschen – mit zwei Armen, zwei Beinen und einem Kopf dran."

Fehler machen ist erlaubt

Ihm falle auch kein Zacken aus der Krone, wenn er eigene Fehler zugebe. „Ich erkläre den Spielern, wenn ich einen Fehler gemacht habe. Genauso, wie ich auch ihre Fehler ansprechen muss." Er versuche, immer ehrlich gegenüber den Spielern zu sein. Seine Kabinentür sei immer offen, jeder Profi könne kommen und sich alle Entscheidungen erläutern lassen. Köllner behandelt seine Spieler als mündige Menschen.

Autoritäres Gehabe ist dem Fußballlehrer zuwider. Viele Bundesligateams haben einen internen Strafkatalog. Spieler müssen einen festgelegten Geldbetrag in die Mannschaftskasse einzahlen, wenn sie zu spät zum Training kommen oder die falsche Trainingshose angezogen haben. Passiert so etwas in Köllners Team, „geht die Welt nicht unter." Geldstrafen findet er völlig daneben. Er sanktioniere stattdessen mit Einsätzen und Kadernominierungen. Das tue den Spielern am meisten weh. Seine Abneigung gegen Uniformierungen habe er bei der Bundeswehr entwickelt, erzählt er. Köllner weiß, wie das Fußballgeschäft läuft. Hast du Erfolg, wirst du von Vereinsführung, Fans und Sponsoren auf Händen getragen. Bleibst du allerdings hinter den Erwartungen zurück, bist du das schwächste Glied in der Kette. Der Trainer ist der Erste, der bei Misserfolg entlassen wird. Im Hintergrund lauern genügend andere vereinslose Kollegen, die nur darauf warten, einen der heiß begehrten 18 Bundesligatrainer-Stühle einnehmen zu können. Köllner kennt diese Gesetzmäßigkeit. Angst macht sie ihm nicht.

„Für mich war es nie mein Lebensziel, Bundesligatrainer zu werden", sagt er. Überhaupt habe er nie einen Karriereplan im klassischen Sinne gehabt. „Wir Menschen neigen dazu zu denken, dass wir alles selbst in der Hand haben. Aber ich glaube, dass viele Dinge vorbestimmt sind. Es kommt so, wie es kommen soll. Dafür brauchst du die nö-

tige Ruhe und das nötige Vertrauen. Ich bin in den zurück-
liegenden Jahren in guten Händen gewesen, und das wird
auch so bleiben." Er habe 46 Jahre lang auch ohne Profifußball eine hohe Lebensqualität gehabt, versichert er.

Köllner klebt nicht an seinem Trainerstuhl wie viele seiner Kollegen. Seine Augen funkeln jetzt hinter der dunklen
Brille. Nur wegen eines Jobs werde er sich nicht verbiegen
lassen. „Wenn ich mein Leben an andere anpassen würde,
wäre das kein schöner Lebensweg für mich. Ich wäre jetzt
genauso glücklich, wenn ich die B-Junioren trainieren
würde. Ich definiere mich nicht über einen Job als Profi-
trainer. Wenn das mal vorbei ist, dann mache ich eben was
anderes." Nachfrage: „So locker sehen Sie das?" – „Ja", antwortet er voller Überzeugung (Abb. 4 – Video).

Michael Köllner ist geradeheraus. Er sagt, was er denkt.
Auch wenn ihm wohlmeinende Freunde geraten haben,

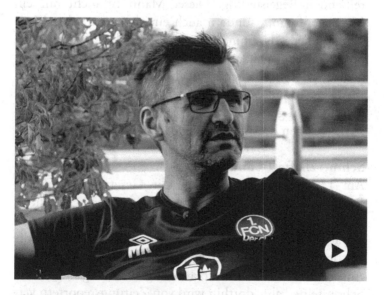

Abb. 4 Interview mit Michael Köllner
(▶ https://doi.org/10.1007/000-28n)

nicht zu viele forsche Sprüche zu machen. Aber Köllner will keine leeren Worthülsen in die Welt setzen. Wenn ihm seine Direktheit und Offenheit später um die Ohren fliege, dann sei es eben so. „Ich will in den Spiegel schauen können und das Gefühl haben, ich bin noch der, der ich vorher auch war." Krampfhaft an seinem Job festhalten und „ganz blöde Dinge" tun, das würde er nie machen.

Der Beruf ist nicht alles für Michael Köllner, auch wenn er immer „ein Top-Engagement" von sich erwartet. Er sagt, er sei „wunschlos glücklich", so wie er momentan lebe. „Das Entscheidende ist, mit welchen Menschen du dich umgibst. Das verändert sich ja immer wieder. So verändert sich auch deine Identität permanent. Aber sie wird im Laufe der Zeit klarer."

Wer sich länger mit Michael Köllner unterhält, ist beeindruckt von seiner gewinnenden Art und seiner mitreißenden Begeisterung. Dieser Mann ist nicht nur ein Menschenfreund, sondern auch ein charismatischer Menschenfischer. Als Trainer überlegt er täglich, wie er seine Spieler erreichen kann. „Es ist mein Anspruch, dass der Mensch, der mir da begegnet, glücklich ist", erzählt er. „Ich versuche, Impulse zu setzen oder Abläufe zu gestalten, die den Spielern guttun – und wenn ich dreimal einen Handstand machen muss."

Schmerzhafte Trennung
Am 13. Februar 2019 greifen die Gesetze des Fußball-Business auch bei Michael Köllner. Aufsteiger 1. FC Nürnberg, mit einem der geringsten Etats der Bundesliga ausgestattet, hat in Hannover verloren und droht, auf die Abstiegsplätze abzurutschen. Michael Köllner wird vom Aufsichtsrat zu einer außerplanmäßigen Sitzung eingeladen. Schon seine Fahrt dorthin wird von Zeitungsreportern verfolgt. „Da war mir klar, dass es kein normaler Austausch

sein würde." Um 23:30 Uhr wird Köllner telefonisch mit-
geteilt, dass der Aufsichtsrat seine Beurlaubung beschlossen
habe. Die Beurlaubung könne aber nicht vollzogen werden,
da sich Sportvorstand Andreas Bornemann weigere, sie umzusetzen. Der Grund: Bornemann ist von Köllners Arbeit
überzeugt. Er glaubt, dass man gemeinsam „mit viel Ruhe
und Konstanz" das Saisonziel erreichen kann. Eine Stunde
später wird Bornemann für seine klare Haltung abgestraft.
Er wird entlassen. Am nächsten Morgen wird Köllners Entlassung nachgeschoben (Abb. 5).

Die Trennung schmerzt Michael Köllner. Aber Nach-
treten ist nicht seine Sache. Ihm ist es wichtig, Dinge abzuschließen und Frieden zu schließen mit allem Negativen.
Erinnert wird er daran durch eine Begegnung vor einigen
Jahren. Auf einer Feier trifft er Pater Amandus Haas, den
früheren Direktor des Internats in Weiden, das Köllner als
Jugendlicher besucht hat. Köllner fragt ihn, ob er sich nach

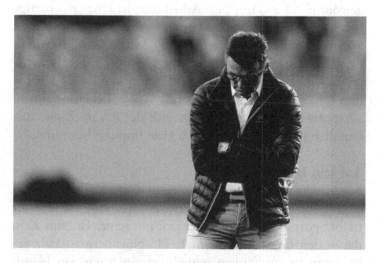

Abb. 5 Entlassung als Trainer in Nürnberg – schmerzhafter als
eine sportliche Niederlage. (© Gelhot/Fotostand/picture alliance)

etwa 25 Jahren noch an ihn erinnern könne. Daraufhin antwortet der knapp 90-Jährige: „Natürlich erinnere ich mich an dich, lieber Michael. Du warst ein sehr braver Schüler." Was de facto nicht stimmt. Das sagt Köllner dem alten Mann auch. Darauf antwortet der Pater: „Ich erinnere mich nur an deine guten Seiten." Dabei lächelt er ihn sanft an und drückt Köllners Hand.

„Das war ein Schlüsselerlebnis für mich", sagt Köllner. „Ich versuche, dies als Beispiel zu nehmen. Ich möchte das Geschehene als geschehen betrachten, vergessen und abschließen. Allein das Positive soll in meiner Erinnerung und in meinem Herzen bleiben. Das gelingt mir nicht immer. Aber immer mehr."

Trotzdem braucht Köllner einige Wochen, um die schmerzhafte Beurlaubung in Nürnberg zu verarbeiten. Ihm fehlt der tägliche Kontakt zur Mannschaft, die Aufgabe, sie auf das nächste Spiel vorzubereiten. Er ist arbeitslos. Zum ersten Mal in seinem Leben. „Das ist schwierig und ungewohnt." Der Gang zum Arbeitsamt ist eine „eigenartige Situation" für ihn. Viele Männer schämen sich in solchen Situationen und schweigen sich aus. Michael Köllner ist anders gestrickt. Er redet über seine Gefühle. Einen Mentalcoach oder Berater hat er nicht. Er bespricht die Dinge, die ihm wichtig sind, zu Hause mit seiner Lebensgefährtin. „Petra ist eine gute Ratgeberin, mit der ich mich gut austauschen kann und von der ich viele Impulse bekomme."

Auf sein Herz hören
Aber jede Krise birgt auch Möglichkeiten. Köllner kann es sogar genießen, „nicht mehr fremdbestimmt" zu sein. Er treibt Sport und verbringt viel Zeit mit seiner Familie. Zeit, die in den drei Jahren beim 1. FC Nürnberg zu kurz gekommen ist. Außerdem schreibt er ein Buch, ein Hand-

buch für Trainer. Schreiben ist eine Leidenschaft Köllners. Neben Taktik-Handbüchern hat er auch „Dein Weg zum Fußballprofi" veröffentlicht, einen Ratgeber für junge Talente, Eltern und Trainer. Köllner nutzt die Auszeit, um Dinge zu reflektieren. Mit einem Führungskräftecoach arbeitet er seine berufliche Zeit auf: Welche Entscheidungen habe ich getroffen? Welches Personal habe ich ausgewählt? Welche Trainingsprozesse sind wichtig? Auch seinen Umgang mit den Medien hinterfragt er. „Nur so kann ich mich weiterentwickeln," sagt Köllner.

Nach einigen Monaten ist sein Akku wieder aufgeladen. „Sechs Tage in der Woche ging es mir gut, am siebten Tag habe ich mich dann doch geärgert, dass ich ohne Job war", lacht er. Es kribbelt also wieder. Er hat wieder genügend Energie und Lust auf einen neuen Job. Lockere Angebote trudeln zwar regelmäßig ein, aber „die Aufgabe muss mich von Beginn an richtig flashen". Köllner möchte bei seinen Vereinen etwas bewegen. Das Bauchgefühl spielt eine wichtige Rolle bei seinen Entscheidungen. „Es hat sich immer als total richtig erwiesen, was mein Herz mir gesagt hat."

Im November 2019 ist es soweit. Köllner unterschreibt einen Vertrag bei Drittligist TSV 1860 München. „Ich kannte den Verein. Es war genau das Richtige und hat gepasst." Die Münchner Löwen sind wie der 1. FC Nürnberg einer der großen Traditionsklubs in Deutschland. Der Einstand des neuen Trainers ist beeindruckend. Keines der ersten 13 Spiele unter seiner Regie verliert 1860 München. Sein Team klettert in der Tabelle zielstrebig nach oben und ist auf einmal ein Kandidat für den Aufstieg.

Dann kommt die Corona-Krise. Plötzlich steht alles still, auch der Profifußball. Drei Monate ruhen die Aktivitäten in der 3. Liga. Für viele Fans gibt es Wichtigeres als Fußball. Die Menschen sehnen sich in einer Krise nach Werten, die

Halt verleihen. „Der größte Anker in meiner Wertvorstellung ist die Liebe", erzählt Köllner. Seine Stimme klingt gar nicht pastoral. „Nach der Liebe kann ich mein ganzes Leben ausrichten. Dann finde ich sicher die richtigen Werte und die richtige Einstellung für meinen persönlichen Weg."

Sportlich läuft es nach der Corona-bedingten Spielpause nicht ganz wie gewünscht. 1860 München beendet die Saison auf Tabellenplatz acht. Aber aufgeschoben ist nicht aufgehoben. „Ich habe Ambitionen", gibt Köllner die Zielrichtung vor. „Ich will 1860 München in die 2. Liga bringen."

Zum Schluss möchte ich von ihm wissen, was in seiner eigenen Lebensbilanz stehen soll, wenn seine Zeit irgendwann mal vorbei ist. Köllner überlegt etwas länger, dann sagt er: „Wenn andere am Ende über mich sagen ,Der war nicht so verkehrt unterwegs in seinem Leben', dann habe ich alles richtig gemacht."

Steckbrief Michael Köllner

Geboren: 29. Dezember 1969 in Fuchsmühl (Oberpfalz)
Ausbildung zum Zahnarzthelfer bei der Bundeswehr
Sportfachwirt (seit 2001) und DFB-Fußballlehrer (seit 2004)
DFB-Koordinator für Talentförderung (2002–2014)
Trainerstationen: FC Bayern Hof, SSV Jahn Regensburg (Jugend), SpVgg Greuther Fürth (U17), 1. FC Nürnberg II, 1. FC Nürnberg, TSV 1860 München
Erfolge: Bundesliga-Aufstieg 2018 (1. FC Nürnberg)

Literatur

Grandios.Online (2018). Hundert Prozent Leidenschaft. Abgerufen von https://www.grandios.online/ausgabe-3-identitaet/hundert-prozent-leidenschaft
Das Videomaterial wurde freundlicherweise von der Diözese Regensburg zur Verfügung gestellt.

„Mentale Stärke ist nicht der Beweis für seelische Gesundheit"

Ein Interview mit Sportpsychiater Dr. Valentin Z. Markser

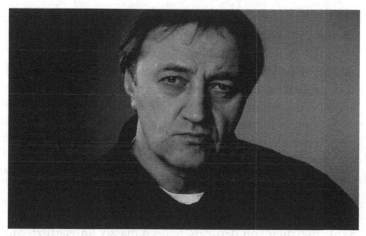

Foto: privat

Dr. med. Valentin Z. Markser *ist Arzt und ehemaliger Handballer. Seit 1988 ist er in eigener Praxis für Psychiatrie, Psychotherapie, Psychosomatik, Psychoanalyse und Sport-*

© Der/die Autor(en), exklusiv lizenziert durch Springer-Verlag GmbH, DE, ein Teil von Springer Nature 2021
J. Seemüller, *Am Limit – Wie Sportstars Krisen meistern*,
https://doi.org/10.1007/978-3-662-62552-1_12

psychiatrie in Köln tätig. Als Leistungssportler gewann er unter anderem die Deutsche Handballmeisterschaft, war Deutscher Pokalsieger und Europacup-Sieger. Der Öffentlichkeit bekannt wurde Markser als behandelnder Psychiater des ehemaligen deutschen Fußball-Nationaltorwarts Robert Enke. Seit 2019 ist er Vorsitzender der neugegründeten Deutschen Gesellschaft für Sportpsychiatrie und -psychotherapie.

Herr Markser, alle Athleten in diesem Buch sprechen offen darüber, dass sie sich körperlich und seelisch am Limit bewegen bzw. bewegt haben. Gerade von den seelischen Belastungen der Leistungssportler erfahren wir in der öffentlichen Berichterstattung nur selten. Woran liegt das?

Das hat vielfältige Ursachen. Da sind zunächst die Sportler. Sie können sich keine Schwächen erlauben, um immer wieder Höchstleistungen im Wettkampf zu bringen. Entsprechend ist jeder Athlet bemüht, nicht nur der Öffentlichkeit, sondern auch sich selbst gegenüber ein Bild vom starken und unverwundbaren Sportler zu vermitteln.

Außerdem haben wir sportbegeisterte Medien und eine schnell wachsende Sportindustrie, die Helden brauchen, um das Produkt Sport besser vermarkten zu können. In einer schnelllebigen und profitorientierten Welt ist man nicht unbedingt an der Aufklärung und dem realen Leben der Athleten interessiert. Die Idealisierung der Athleten wird zusätzlich von den Zuschauern massiv unterstützt. Sie projizieren und delegieren viele eigene Wünsche in die Sportler und deren Erfolge und leben diese indirekt.

Hinzu kommt, dass sich die im Sportbereich tätigen Berufsgruppen wie Sportpsychologen, Mentaltrainer und Coaches vor allem auf die Leistungsfähigkeit und den Erfolg der Athleten fokussieren. Dadurch kann der Blick auf die seelische Gesundheit der Sportler in den Hintergrund treten.

Zum Thema seelische Gesundheit wurde deshalb bisher kaum geforscht. In den wenigen Studien wurde meist über die positiven Wirkungen des sportlichen Wettkampfs geschrieben. Man diskutierte die Selektionshypothese, nach der es im professionellen Sport gar keine seelischen Störungen geben kann. Man unterschied nicht zwischen mentaler Stärke und seelischer Gesundheit. Lange Zeit war man überzeugt, dass das mentale Training automatisch dazu beiträgt, auch die seelische Gesundheit zu verbessern.

All dies führt dazu, dass die Athleten selten über ihre seelischen Belastungen sprechen, Medien kaum über das Thema berichten, Sportvereine und -verbände die Problematik vernachlässigen, Sportfans ihre Helden häufig idealisieren und die Wissenschaft erst in den vergangenen zwei Jahrzehnten begonnen hat, sich mit dieser Thematik zu beschäftigen.

Sie sagen, viele Leistungssportler hätten Angst, über ihre seelischen Belastungen zu reden. Wahrscheinlich fürchten sie, dass es ihnen schadet und im schlimmsten Fall zum Karriereende führen könnte. Wie begründet sind diese Ängste?

Ganz von der Hand zu weisen sind solche Befürchtungen sicherlich nicht. Ottmar Hitzfeld sagt in diesem Buch, dass er es sich als Trainer durchaus überlegen würde, einem erkrankten Spieler einen weiteren Vertrag zu geben. Interessant ist, dass zum Beispiel im Profifußball Kreuzbandrisse, durch die Spieler bis zu einem halben Jahr ausfallen, akzeptiert werden. Den Spielern wird entsprechend Zeit gegeben, bis sie wieder einsatzfähig sind. Ich würde mir wünschen, dass so auch bei psychischen Erkrankungen gedacht und gehandelt wird.

Erfreulicherweise haben wir große Fortschritte in der psychiatrischen und psychotherapeutischen Behandlung der Allgemeinbevölkerung in den letzten Jahrzehnten erzielt. Die Zahl der Suizide hat sich in Deutschland, dank verbesserter Aufklärung und Behandlung, in den letzten 40 Jahren beinahe halbiert. Leider hat sich das im System Leistungssport noch nicht großflächig herumgesprochen. Aufgrund der weit verbreiteten Weigerung, das Vorhandensein seelischer Probleme anzuerkennen und entsprechend Lösungen anzubieten, haben wir zu wenig Fachleute für die seelische Gesundheit und keine systematischen Versorgungsstrukturen im Leistungssport. Die Leidtragenden sind die Athleten, die aus Angst vor Stigmatisierung und unangenehmen Konsequenzen ihre Probleme verdrängen, verheimlichen oder zu spät professionelle Hilfe suchen. Wenn wir es schaffen würden, neben den Sportmedizinern und Sportpsychologen auch beratende Sportpsychiater als Fachleute für seelische Gesundheit zu etablieren, könnten die Athleten ihre Belastungen und Störungen, genauso wie bei körperlichen Beschwerden, viel früher behandeln und mit der Karriere besser vereinbaren.

Sie haben von einem Unterschied zwischen mentaler Stärke und seelischer Gesundheit gesprochen. Worin besteht der?

Unter mentaler Stärke verstehen wir die Fähigkeit, auch unter widrigen Umständen die beste Leistung zu erbringen. Das brauchen die Leistungssportler in jedem Wettkampf. Es bedeutet jedoch nicht, dass man gleichzeitig automatisch auch seelisch gesund ist und im privaten Leben seine Ziele erreichen kann.

Natürlich können die im Sport erworbenen Erfahrungen und mentalen Fähigkeiten dazu beitragen, die seelische Gesundheit der Athleten zu stärken. Aber man vergisst dabei, dass Sportler massiven Belastungen ausgesetzt sind und dass viele Athleten während ihrer Karriere im Sportbetrieb nur begrenzte emotionale und soziale Erfahrungen machen können. Dies alles hat das Potenzial, die seelische

Gesundheit zu schwächen und die positiven Einflüsse der gelernten mentalen Fähigkeiten zu beeinträchtigen. Hinzu kommt die Tatsache, dass manche seelische Störung durch sportliche Erfolge verdeckt wird. Sie kommt dann erst bei Misserfolgen oder nach dem Karriereende zum Vorschein.

Ich bin froh, dass immer mehr Sportler selbstbewusster werden und über sich und ihre seelische Gesundheit berichten. Damit machen sie den jungen Athleten Hoffnung, zu sich und den eigenen Gefühlen stehen zu können. Ich halte folgende Botschaft für äußerst wichtig: Die mentale Stärke und die Fähigkeit, im Wettkampf immer wieder die beste Leistung zu bringen, ist nicht gleichzeitig der Beweis für die seelische Gesundheit. Um das zu verstehen, muss man zwischen einer Wettkampfpersönlichkeit und einer Gesamtpersönlichkeit unterscheiden.

Was ist der Unterschied zwischen einer Wettkampf-persönlichkeit und einer Gesamtpersönlichkeit?

Eine Wettkampfpersönlichkeit verfügt über eine ausgeprägte mentale Stärke und über Fähigkeiten, um im Sport möglichst erfolgreich zu sein. Zu einer Gesamtpersönlichkeit zählen aber noch viel mehr Fähigkeiten, die einen Menschen befähigen, neben und nach der Sportkarriere im privaten und beruflichen Leben erfolgreich zu sein. Wobei der Erfolg hier nicht die Rekorde meint, sondern ein zufriedenes, gesundes und gutes Leben.

Diesen Unterschied hat der amerikanischer Sportpsychologe James E. Loehr treffend beschrieben: „Gute Sportler sind gute Schauspieler. Sie haben, wie gute Darsteller auch, gelernt, chemische Abläufe in ihrem Körper in die erwünschte Richtung zu lenken. Für einen Wettkämpfer schreibt das Drehbuch allerdings immer das Gleiche vor: den idealen Leistungszustand. Erfolgreiche Athleten haben gelernt, Gefühle von Zuversicht, Energie, Gelassenheit,

Freude und Herausforderung aufleben zu lassen – egal, wie sie sich wirklich fühlen."

Dementsprechend wissen wir in der Regel sehr wenig über die Gesamtpersönlichkeit hinter den sportlichen Erfolgen.

Studien besagen, dass die Zahl psychischer Erkrankungen in Deutschland seit Jahren ansteigt. Knapp 12 Prozent aller Fehlzeiten am Arbeitsplatz gehen inzwischen auf diese Erkrankungen zurück. Muss man davon ausgehen, dass auch der Leistungssport in einem ähnlichen Ausmaß betroffen ist?

Die Auffassung, dass Leistungssportler psychisch gesund oder sogar gesünder als die Allgemeinbevölkerung sein müssen, hielt sich über viele Jahre in der Berichterstattung. Heute wissen wir aber, dass diese Aussage nicht stimmt. Manche Sportler in diesem Buch reihen sich ein in eine immer länger werdende Liste von Athleten, die sportliche Höchstleistungen erbringen, gleichzeitig aber über seelische Belastungen und Störungen berichten. Auch US-Schwimmstar Michael Phelps (bis heute mit 23 Goldmedaillen der erfolgreichste Olympionike aller Zeiten) oder Weltklasse-Skirennläuferin Lindsey Vonn haben ihre Depressionen öffentlich gemacht.

Nach jahrelanger Vernachlässigung des Themas in der wissenschaftlichen Forschung gibt es in den letzten Jahren zunehmend mehr Studien dazu. Man kann sagen, dass es im Leistungssport vergleichbar viele seelische Störungen wie in der Allgemeinbevölkerung gibt. Die Studien über das Vorkommen von Depressionen, Angststörungen und Abhängigkeitserkrankungen zeigen ähnliche Häufigkeiten. Manche psychotischen Störungen sind seltener anzutreffen, dagegen kommen andere, wie Essstörungen in ästhetischen und gewichtsabhängigen Sportarten, viel öfter vor.

Sind die seelischen Belastungen eines Leistungssportlers vergleichbar mit den Belastungen zum Beispiel eines Managers, Schauspielers oder Politikers?

Vergleichbar schon, aber nicht gleichzusetzen, obwohl das immer wieder von vielen Leuten ohne eigene sportliche Erfahrung behauptet wird. Sowohl die Leistungssportler als auch die Manager, Schauspieler oder Politiker sind oft massiven psychischen und sozialen Belastungen und Erwartungen ausgesetzt. Hier waren die Vergleiche tatsächlich lange Zeit zulässig. Aber mittlerweile sind – u. a. durch die Ausweitung der Fernsehübertragungen und durch die Zunahme der Wettkämpfe – auch die psychischen und sozialen Belastungen im professionellen Leistungssport viel stärker geworden.

Es gibt aber einen anderen grundlegenden Unterschied. Die Athleten sind zusätzlich zu den psychischen und sozialen Belastungen auch massiven körperlichen Beanspruchungen ausgesetzt. Es kommt nicht nur zu muskulären Veränderungen, sondern auch zu Veränderungen im Stoffwechsel und in den neurophysiologischen Prozessen im Gehirn, die oft erst nach Karriereende Auswirkungen auf die seelische Gesundheit der Athleten haben. Die aktuellen Studien über die Auswirkungen der sportlichen Aktivität auf die Gehirnprozesse haben wir in einem Buch über die seelische Gesundheit im Leistungssport näher beschrieben.

Fast alle Athleten haben mir davon erzählt, dass sie immer wieder über ihre Schmerzgrenzen hinausgegangen sind. Wie gefährlich ist das?

Wenn man sich bewusst macht, dass der Schmerz ein wichtiges Warnsignal ist, um die Gesundheit erhalten zu helfen, dann kann das sehr gefährlich sein. Der Leistungssport versteht sich als ein ständiger Versuch, die Leistungsgrenze nach oben zu verschieben. Das geht nicht ohne die

Verdrängung der körperlichen und seelischen Schmerzen, die während des Trainings und Wettkampfs entstehen. Wer sich nicht quälen kann, wird kein Weltmeister. Das grundsätzliche Problem des Sportlers ist seine Fähigkeit, an der Schmerzgrenze zu trainieren, ohne diese ganz aus dem Auge zu verlieren. Der erfahrene und erfolgreiche Sportler hat entweder Talent oder hat gelernt, wie viel er im Wettkampf über die Schmerzgrenze gehen kann und wie und wie viel er behutsam im Training die Schmerzgrenze verschieben kann. Deshalb wissen gute Trainer, dass die Erholung zum Trainingsprogramm dazu gehört und in manchen Phasen der Vorbereitung wichtiger als das Training ist.

Wer nicht rechtzeitig lernt, das Gefühl für die körperlichen und seelischen Belastungsgrenzen im Training und Wettkampf zu behalten, neigt dazu, die Frühsymptome nicht ernst zu nehmen. Er riskiert Verletzungen und ein schnelles Ende der Karriere.

Einige Sportler berichten in diesem Buch von ihrem Burnout bzw. ihren Depressionen. Woran kann man erkennen, dass sich hinter einem Stimmungstief oder einer Niedergeschlagenheit womöglich eine ernst zu nehmende psychische Störung verbirgt?

Oft sind es Schlafstörungen, Gereiztheit, Ungeduld und wiederholte körperliche Verletzungen oder verzögerte Heilungen, die der Entwicklung einer depressiven Stimmung vorausgehen. Dazu gesellen sich Stimmungsschwankungen, Lustlosigkeit und zunehmende Antriebsschwäche. Spätestens wenn die sportliche Leistung – trotz gleichbleibendem oder gesteigertem Trainingsumfang – abnimmt, wissen erfahrene Athleten, dass sie sich in der depressiven Phase eines Übertrainings befinden.

Grundsätzlich muss man sagen, dass seelische Störungen nicht immer sofort sichtbar sind. Sie kommen häufig gemeinsam mit körperlichen Beschwerden oder im Rahmen dieser körperlichen Zustände vor. Dazu zählen die psycho-somatischen und funktionellen Beschwerden, für die es keine organische Ursache gibt, oder Depressionen im Rahmen des Übertrainingssyndroms.

Die Sportler reden offen über den Einfluss ihres Elternhauses. Welche Rolle spielen die Eltern für die seelische Gesundheit der Athleten?

Uns begegnen die Sporteltern in allen entscheidenden Entwicklungsphasen der Sportler. Sie sind oft maßgeblich beteiligt bei der Entscheidung für den Leistungssport, für die Wahl der Disziplin und sie begleiten viele Athleten als Trainer und Berater. Im Zusammenleben mit den Eltern erworbene Einstellungen und Haltungen beeinflussen bewusst oder unbewusst auch die Gestaltung der sportlichen Karriere. Sporteltern haben es nicht schwer, die Kleinkinder für den Leistungssport zu begeistern. Wir alle sind in unserer frühesten Kindheit „Leistungssportler" gewesen.

Als Kleinkinder erfreuen wir uns an den eigenen Bewegungen und den immer größer werdenden körperlichen Fähigkeiten. Wir sind unermüdlich bei unseren Versuchen zu laufen, wir stehen immer wieder auf und rennen oft bis zur völligen Erschöpfung. Als Kinder versuchen wir, die Eltern durch unsere immer größer werdenden Fähigkeiten zu beeindrucken und ihnen zu gefallen. Die Eltern werden somit unsere ersten Zuschauer, Schiedsrichter, Kommentatoren und auch Trainer.

Die Athleten haben später oft den Eindruck, dass sie ihre Jugend verlängern und länger als gleichaltrige Erwachsene „spielen" dürfen. Die Erfahrungen mit ihren begleitenden und begeisterten Eltern sind oft ein entscheidender Motivationsantrieb. Die Haltungen und Reaktionen der Eltern werden verinnerlicht und auf die anderen Menschen der Umgebung der Athleten übertragen. Dies erklärt zum großen Teil auch die Rolle des Umfeldes und der wichtigsten

Bezugspersonen sowie den Einfluss der Zuschauer und der Medien im Leben der Sportler.

Somit können die Sporteltern, auch wenn sie nicht mehr anwesend sind, durch die ersten prägenden Beziehungserfahrungen die sportliche Laufbahn der Athleten maßgeblich mit beeinflussen.

Leistungssportler gelten, bedingt durch ihr hartes Training sowie durch ihre Wettkampfstärke, Selbstdisziplin und Ausdauer, als reife Persönlichkeiten. Eine auf Leistungsoptimierung getrimmte Gesellschaft bewundert sie dafür. Wie groß ist die Gefahr, dass andere wichtige Fähigkeiten während der Sportlerkarriere ausgeblendet werden?

Die Gefahr ist sehr groß. Es ist mit der zunehmenden Professionalisierung und Kommerzialisierung zum alltäglichen Problem der Athleten geworden. Das gefährdet nicht nur ihre seelische Gesundheit, sondern langfristig auch die Leistungsfähigkeit. Die Sportler beginnen heute immer früher mit dem systematischen Training. Das Training wird immer umfangreicher und nimmt immer mehr Lebenszeit in Anspruch. Entsprechend lernen die jungen Athleten schon sehr früh, auf viele soziale Erfahrungen zu verzichten. Das fängt schon in einem Lebensalter an, in dem wichtige emotionale und soziale Erfahrungen gemacht werden und Fähigkeiten erlernt werden, die man als Bewältigungsstrategien im Leben außerhalb des Sports dringend braucht.

Jugendliche Sportler können nur begrenzt die für die Pubertät notwendigen Gruppenerfahrungen und Autonomieerprobungen machen. Zusätzlich wird den erfolgreichen Sportlern vieles abgenommen, was ihre Isolierung verstärkt und ihre Autonomie schwächt. Mit sportpsychologischen Techniken werden mentale Fähigkeiten entwickelt, um die Wettkampfpersönlichkeit zu stärken. Viele Bereiche der Gesamtpersönlichkeit bleiben davon aber unberührt.

Sportler mit guten Beziehungserfahrungen in der Kindheit und einem stabilen familiären und sozialen Umfeld können diese Einschränkungen ausgleichen. Aber viele verfügen nicht über diese für die psychische Entwicklung der Gesamtpersönlichkeit günstigen Bedingungen. Deshalb erleben wir immer wieder, dass erfolgreiche und als Helden gefeierte Sportler in ihrem Privatleben scheitern und aufgrund der eingeschränkt erlernten emotionalen und sozialen Fähigkeiten Probleme haben, die Lebensaufgabe nach der Sportkarriere zu bewältigen.

Die großen Sportverbände und Sportvereine investieren viel in die Leistungsfähigkeit ihrer Athleten. Sie beschäftigen Mediziner, Physiotherapeuten, Mental- oder Personaltrainer. Wie wichtig wäre es, auch Fachleute für die seelische Gesundheit zu engagieren?

Die Bedeutung der körperlichen Gesundheit für die optimale und anhaltende Leistungsfähigkeit wurde schon in den Anfängen des organisierten Wettkampfsports erkannt. Entsprechend konsequent wurde die systematische sportmedizinische Betreuung der Athleten in allen Sportdisziplinen und Altersklassen ausgebaut. Sie ist heute ein wesentlicher und unverzichtbarer Bestandteil des Leistungssports. Früher glaubte man, sich nicht um die psychische Gesundheit kümmern zu müssen, weil die Sportler im professionellen Bereich entweder sowieso gesund sind oder durch den Leistungssport psychisch gesünder werden.

Heute müssen wir aber feststellen, dass die psychischen Belastungen genauso wie die körperlichen Beanspruchungen feste Bestandteile des Leistungssports sind. Wir müssen uns also nicht nur um die körperliche, sondern auch um die seelische Gesundheit der Athleten kümmern, wenn wir erfolgreiche und gesunde Sportler über die gesamte Karriere und darüber hinaus haben wollen. Der Leistungssport schadet nicht der seelischen Gesundheit, aber er stellt für viele Sportler eine Gefährdung dar.

Um die seelische Gesundheit kümmern sich in vielen Vereinen und Verbänden doch bereits Sportpsychologen oder Mentaltrainer.

Aber mentale Stärke ist nicht gleichzusetzen mit seelischer Gesundheit. Mithilfe des Mentaltrainings sind viele Athleten in der Lage, sportliche Höchstleistungen zu erzielen, obwohl sie an seelischen Störungen leiden. Deshalb brauchen wir eine medizinische Disziplin für die seelische Gesundheit und sportpsychiatrische Kompetenz, die der Sportmedizin für die körperliche Gesundheit entspricht. Dies können Mentaltrainer und Sportpsychologen nicht leisten. Hierfür brauchen wir Fachleute aus der Sportpsychiatrie.

Was leisten Sportpsychiater zusätzlich zu den Sportpsychologen?

Psychiatrie und Psychologie werden – auch außerhalb des Sportbereichs – oft verwechselt und kaum voneinander unterschieden. Sportpsychologen und sportpsychologische Experten haben ein psychologisches oder sportwissenschaftliches Studium und anschließend eine sportpsychologische Weiterbildung absolviert. Angewandte Sportpsychologie nutzt, nach Definition der Arbeitsgemeinschaft für Sportpsychologie, wissenschaftlich fundierte Methoden, um die psychischen Leistungsvoraussetzungen von Athleten und Trainern nachhaltig zu optimieren. Dabei stützen sie sich auf die physische und psychische Gesundheit als Grundlage für jede positive nachhaltige Leistungsentwicklung.

Sportpsychiater dagegen haben Medizin studiert, eine Facharztausbildung mit psychiatrischem, neurologischem, psychosomatischem und psychotherapeutischem Grundlagenwissen absolviert und danach eine sportpsychiatrische Weiterbildung gemacht. Die Sportpsychiatrie beschäftigt sich also primär mit der Erhaltung der seelischen Gesundheit bei Sportlern und Trainern, trägt langfristig zur Leistungsoptimierung bei und unterstützt dadurch die Arbeit der Sportpsychologen und Mentaltrainer.

Wie könnte ein Engagement von Sportpsychiatern im Leistungssport konkret aussehen?

Ich wünsche mir, dass wir in jedem großen Sportverband einen Koordinator für Sportpsychiatrie installieren. Dieser würde als Mitglied des gesamtmedizinischen Betreuungsteams die Verantwortung für den Bereich der seelischen Gesundheit tragen. Der Koordinator würde sich kümmern um regelmäßige sportpsychiatrische Beratungen und Untersuchungen der Athleten, um Informations- und Aufklärungsgespräche mit Sporteltern, um gemeinsame Fortbildungen, Intervisionen und die interdisziplinäre Zusammenarbeit sowie um ein Netzwerk sportpsychiatrischer und -psychotherapeutischer Spezialisten.

Dies würde die Anerkennung der seelischen Belastungen als festen Bestandteil des Leistungssports bedeuten, ein deutliches Zeichen gegen die Stigmatisierung der seelischen Störungen im Leistungssport setzen und mit dem Erhalt der seelischen Gesundheit vielen Athleten helfen, ihre Leistung zu optimieren.

Ich freue mich, dass das Internationale Olympische Komitee (IOC) die Bedeutung der seelischen Gesundheit für den Leistungssport erkannt hat. Im Dezember 2020 wurde das *Program Mental Health for Elite Athletes* freigeschaltet, in dem zum ersten Mal auch sportpsychiatrische Erfahrungen geteilt werden und in dem die im olympischen Sport beschäftigten Berufsgruppen ihr Wissen über die psychischen Belastungen und psychische Gesundheit der Athleten vertiefen können.

Ergänzende Literatur

Begel D, Burton RW (2000) Sport Psychiatrie: Theorie and Practice. W.W. Norton Company, New York

Hoyer, J, Kleinert J (2010) Leistungssport und psychische Störungen. Psychotherapeutenjournal 3:252–360

Loehr, EJ (2010) Die neue mentale Stärke. BLV Verlagsgesellschaft, München

Markser V, Bär K (2019) Seelische Gesundheit im Leistungssport. Schattauer, Stuttgart

Reardon CL, et al. (2019) Br J Sports Med 53:667–699, Mental health in elite athletes: International Olympic Committee consensus statement

Printed in the United States
by Baker & Taylor Publisher Services

Printed in the United States
by Baker & Taylor Publisher Services